亲密的陌生人

摆脱孩子的负能量

兰迪·克莱格（Randi Kreger）
［美］克里斯汀·阿达梅茨（Christine Adamec）◎著
丹尼尔·S.洛贝尔（Daniel S. Lobel）
李燕秋◎译

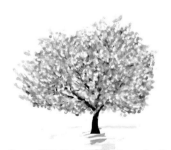

Stop Walking on Eggshells
for
Parents

How to Help Your Child (of Any Age) with Borderline
Personality Disorder without Losing Yourself

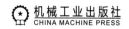

机械工业出版社
CHINA MACHINE PRESS

当你的孩子患上边缘型人格障碍时，本书将为你提供所需的应对技能和策略。如果你的孩子患上边缘型人格障碍，一连串的行为和情感问题会接踵而至——暴怒、肢体暴力和情感暴力等。传统的育儿方法对你的孩子不会奏效，本书中的应对技能和策略将助你一臂之力。本书将让你不再以牺牲自己或家人为代价来养育患儿。书中行之有效的方法将带你走进患儿的世界，助你成为精通边缘型人格障碍的父母。书中的情节和建议均来自对患儿家长的真实采访。最重要的是，你将学会应对危机、与患儿进行有效沟通、制定有效的行为规范。无论你的孩子多大，本书都将助你渡过难关。你将会学到：儿童、青少年和成人患者的不同症状；边缘型人格障碍的共病；孩子有极端行为怎么办；如何帮助患儿的兄弟姐妹；如何寻求专业治疗；等等。

STOP WALKING ON EGGSHELLS FOR PARENTS: HOW TO HELP YOUR CHILD (OF ANY AGE) WITH BORDERLINE PERSONALITY DISORDER WITHOUT LOSING YOURSELF by RANDI KREGER AND CHRISTINE ADAMEC, MBA, DANIEL S. LOBEL, PHD, FOREWORD BY FRAN L. PORTER, MA, BED

Copyright ⓒ 2022 BY RANDI KREGER, CHRISTINE ADAMEC, AND DANIEL S. LOBEL

This edition arranged with NEW HARBINGER PUBLICATIONS through BIG APPLE AGENCY, LABUAN, MALAYSIA.

Simplified Chinese edition copyright ⓒ 2022 China Machine Press

All rights reserved.

北京市版权局著作权合同登记 图字：01-2022-2547 号。

图书在版编目（CIP）数据

亲密的陌生人：摆脱孩子的负能量／（美）兰迪·克莱格（Randi Kreger），（美）克里斯汀·阿达梅茨（Christine Adamec），（美）丹尼尔·S.洛贝尔（Daniel S. Lobel）著；李燕秋译. —北京：机械工业出版社，2022.12

书名原文：Stop Walking on Eggshells for Parents: How to Help Your Child (of Any Age) with Borderline Personality Disorder without Losing Yourself

ISBN 978-7-111-72016-4

Ⅰ.①亲… Ⅱ.①兰… ②克… ③丹… ④李… Ⅲ.①人格障碍-精神疗法 Ⅳ.①R749.910.5

中国版本图书馆 CIP 数据核字（2022）第 212048 号

机械工业出版社（北京市百万庄大街22号　邮政编码100037）
策划编辑：坚喜斌　　　　　责任编辑：坚喜斌　陈　洁
责任校对：史静怡　张　征　责任印制：张　博
中教科（保定）印刷股份有限公司印刷

2023年1月第1版·第1次印刷
145mm×210mm·9.25印张·1插页·211千字
标准书号：ISBN 978-7-111-72016-4
定价：69.00元

电话服务　　　　　　　　网络服务
客服电话：010-88361066　机 工 官 网：www.cmpbook.com
　　　　　010-88379833　机 工 官 博：weibo.com/cmp1952
　　　　　010-68326294　金 书 网：www.golden-book.com
封底无防伪标均为盗版　机工教育服务网：www.cmpedu.com

本书赞誉

"如果我们把孩子比作一本书,我们希望掌握这本书的正确打开方式。但这种希望往往会落空,特别是当这本书的主要内容为边缘型人格障碍(BPD)。于是,我们希望本书能为你提供全方位的指导,为孩子的烦躁不安、不尊重他人和易激怒找到原因;为改善这些行为和其他边缘型人格障碍相关行为提供方法(包括你自身的健康状况)。作为父母,如果你感到束手无策,阅读本书你将如获至宝!"

——弗兰·L. 波特(Fran L. Porter),教育学学士,文学硕士,2017 年卡尔加里慈善奖获奖者,《船舶稳定器失灵后的航行》(*When the Ship Has No Stabilizers*)的作者

"这本书可以为父母和看护人养育患儿提供有用的信息,同时也为孩子千变万化的行为和情绪提供应对方案。这本书可以帮助你们应对边缘型人格障碍所带来的诸多不确定性。因此,不管你的孩子处在哪个年龄段,我都向你强烈推荐这本书。"

——唐娜·图恩(Donna Toone),边缘型人格障碍患儿父母支持小组负责人

"对于患儿家庭而言,这本书是一本颇受欢迎的必读书目。作者通过对真实家庭的访谈和调查,提供了全面的指南、丰富的信息和有力的支持。这本书的内容涵盖了育儿建议、治疗方案和丰富案

例。它可以帮助父母有效应对孩子不稳定情绪带来的巨大挑战。"

——马加利斯·费尔斯塔德（Margalis Fjelstad）博士，
《与自恋者交往却能全身而退》
（*Healing from a Narcissistic Relationship*）的作者，
《与边缘型或自恋型伴侣一起养育出适应能力强的孩子》
（*Raising Resilient Children with a Borderline or Narcissist Parent*）的合著者

"这本书勇于接受未知领域的挑战，为患儿父母提供了切实可行的方案，将每个家庭成员的感受都纳入其中。类似书目很少关注儿童时期和青春期患儿发作的特点。早发现对于帮助家庭获得支持而不是羞辱至关重要。"

拉玛尼·德瓦苏拉（Ramani Durvasula）博士，临床心理学家，
LUNA 教育培训咨询公司的创始人兼首席执行官，
加利福尼亚州州立大学洛杉矶分校心理学退休教授

艰难的生活成就强大的人。

——出处不明/匿名

谨以此书献给正在为边缘型人格障碍患儿苦恼的所有家长，尤其感谢欣然接受采访的家长："边缘型人格障碍患儿父母支持小组"脸书（Facebook）群的妈妈，由我牵头的"向前迈进"群组的所有成员，还有配合开展详细调查的每一位参与者。向你们致敬！

——兰迪·克莱格

推荐序

我的女儿科琳是一位边缘型人格障碍患者，我曾写过一本关于她的回忆录——《船舶稳定器失灵后的航行》。在撰写过程中，我曾拜读过兰迪·克莱格所著的《与内心的恐惧对话》（*Stop Walking on Eggshells*）和其他两本有关边缘型人格障碍的书。因而我虽未读过本书，但被克莱格邀请为本书作序时，我欣然接受了。我相信这本书会像此前那些书一样，为家有患儿的家长送去及时雨。如果在1980—1996年我们夫妻俩有这本书在手，我们肯定能帮助科琳更好地迈入成年期。

科琳出生于1978年，那时人们对边缘型人格障碍的了解远不如现在深入。从科琳2岁起，我们就发现了她的一些异常行为。例如，她时而超级黏人，时而用力推开我们，时而因琐碎的小事大发雷霆。我们一再说服自己，"她长大了就会好起来"。但是后来她的状况并没有好转。通常情况下，我们一旦患病都必须及时就医，否则病情就会恶化。科琳就是如此。她总是握紧拳头捶打，扔东西，咒骂我们。当我们不能立即满足她的要求时，她便咒骂我们，憎恨我们。她在青春期就留下各种不良记录，包括吸烟、危险的性行为、无视熄灯令。

虽然事已至此，但当专家谈及科琳的病情时，他们还是出于恻隐之心，对我们进行了"冷处理"。他们善意地认为我们过分焦虑，把我们打发走了。除了情绪问题以外，科琳的聪明是显而易见的，而且毫不过分地说，她的智商算我们家最高的。她看过的所有心理治疗师和精神科医生都对她的智慧、语言能力和快速解决困难的能力赞赏有加。

但正如兰迪所言，"情绪与智商无关"。女儿突如其来的极端情绪会让任何解释都无功而返。一位医生戏谑道："你们带她走吧，带个真正有问题的孩子来。"但读过本书（以及多位专家的著作）后，我认为科琳当时发出的求救信号没能得到有效回应。

凭良心说，我也是回过头来才发现的。当时，全社会的精神卫生意识远不如现在成熟。那位医生也是碍于时代的局限做出了通常的判断。而我作为一名具备硕士学位的高中教师，对某些领域或许有所了解，却对边缘型人格障碍一无所知。

直到科琳 15 岁时，我才第一次听到"边缘型人格障碍"这个词。当时，她在支票上伪造家长签名，从我们的银行账户里取钱购买东西。她因此被起诉并被判罚接受 10 次专业心理咨询。因为她已有危险性行为和犯罪的不良记录，所以同所有边缘型人格障碍患儿一样，她被贴上了"坏孩子"标签。当时，我们接受了小组心理辅导师的建议，提起了上诉。也许，这次上诉让科琳更深刻地认识到，她应为自己的行为承担后果。除此以外，我们终于知道了边缘型人格障碍这种精神心理疾病，这也算是难得的收获了。

让我难以释怀的是，宣判前的整整 15 年里，我们一家人居然都被蒙在鼓里，对这种疾病竟全然不知！为什么会这样？我们从小就带科琳去看专家，我们早就发现她的情绪反应异常，发现她与姐姐丽莎完全不同，非常极端，也早就发现她与日托班孩子互动时的异常。但却没有一位专家愿意给孩子下诊断书，而且其中一位还解释说："因为心理精神疾病常常会被污名化，我们通常会等到孩子成年后才着手诊断治疗。"

什么情况？如果你的孩子5岁时骨折了，你会等到18岁才治疗吗？

多方资料显示，精神卫生问题也是近年来才引起全社会广泛关注的。功能性磁共振成像（fMRI）技术能显示大脑的运转模式。这项新技术显示，无神经学特异表现者的大脑运转模式与边缘型人格障碍患者的大脑运转模式非常不同。它还表明，患者通过训练能够重塑神经功能或改变行为模式。但对于有问题的人来说，这些模式会随着时间的流逝变得根深蒂固，很难改变。我们大多数人都知道要改变长期形成的习惯有多难。所以对于父母而言，让孩子尽早接受治疗至关重要。

我们得直面现实：专家所说的污名化至今仍然存在。没有亲身经历的人会有各种各样的误解。我的书出版后，我和丈夫曾被邀请参加多个演讲和读书俱乐部活动。然而，其中一位读书俱乐部主席却说："虽然我们的会员在书中发现了有益的部分，但部分会员认为边缘型人格障碍是由父母虐待造成的，所以不赞成邀请你们参与讨论。"

正如一位家长直言不讳地跟我说："你这样一位受人尊敬的老师竟然会养育出像科琳这样的坏孩子，实在让人吃惊。"哇，可见偏见无处不在。这就像在说："你女儿有棕色的眼睛，而你却没有，这太让人吃惊了。"虽然有失公允，但事实就是如此。一旦孩子出现问题，我们通常先责备父母。即便外人不责怪，父母也会自责并深感内疚。父母内疚的原因常常很难解释清楚。就像当我们了解到边缘人格障碍时，我们都后悔自己没能早点知道，都因没机会运用本书里所提供的育儿方法而深感内疚。

我们的孩子成了问题少年，这个事实让我们无法改变偏见。但正如本书作者所言，我们可以尽最大努力去学习如何运用认可而非贬低的方式与孩子互动。有时可以暂停互动，这种情况下，我们往往需要给孩子和自己一些空间，让彼此都能冷静下来，这才是上策。

当回忆录在2014年出版时，我原以为它的读者顶多是一群像我这样参加过互助小组的父母，但当我得知这本回忆录大受欢迎，并且收到诸多反馈后，我改变了看法。问题远比看上去的严重得多。我们了解到，像科琳这样的孩子还有很多，像我们这样感到困惑、悲伤并束手无策的父母比比皆是。家长从各地打来电话分享他们的故事。某个清晨，一通来自纽约的电话里传来了一位患儿母亲的感谢声。

在你翻阅本书后，你不仅能熬过至暗时刻，还能活得精彩，成为优秀的父母。你将学着且爱且放手。虽然这很艰难，却至关重要。你将明白在任何时候，你都不是一个人在战斗。不论你终因坚持下来而庆幸万分，还是想要放弃而愧疚不已，我们与你同在。本书会介绍治疗边缘型人格障碍的辩证行为疗法（DBT）和其他多种心理治疗法；还会教你如何保护孙辈。你不再为疾病的出现而自责，你也不再和疾病单打独斗。

患儿父母们一起前行吧。我们手里的工具箱应有尽有，这包括最为有效的工具之一——教育。我们一起往下读，去寻找可以帮助我们和孩子的工具吧。

弗兰·L.波特

《船舶稳定器失灵后的航行》的作者

前　言

现在你手上的这本书实为 1998 年出版的小册子的修订版本，当时我将其命名为《父母的希望：如何不为难自己或家人来帮助边缘型子女》（*Hope for Parents*：*Helping Your Borderline Son or Daughter Without Sacrificing Your Family or Yourself*）。2017 年时，我与该书的共同作者克里斯汀·阿达梅茨签约，决定在第一版的基础上进行改进和增添。克里斯汀不仅是一位拥有丰富写作经验的作家，而且是一位母亲。这弥补了我毫无育儿经验的短板。

我们很快就意识到，我们需要将第一版的小册子充实成一本书，并列入"与内心的恐惧对话"系列丛书。为此，我必须全力以赴，深入了解这个主题。刚开始时，我诚然对孩子的话题兴趣不大。但当我得知 4 位患儿母亲试图自杀后，我顿时改变了态度。问题的紧迫性让我不敢再怠慢。于是，我开始回顾 25 年间我所书写过的各种人际关系，发现了它们与亲子关系的诸多共同点。

随后，克里斯汀提出力邀精神科医生进驻我们团队的想法。由于多年来我靠一己之力写作，很少会想到寻求团队合作。克里斯汀的想法提醒了我，我们开始寻找合适的人——一位儿童边缘型人格障碍临床专科医生。碰巧的是，本书的出版商新先驱出版公司已经出版了丹尼尔·S. 洛贝尔医生的《当你的女儿患上边缘型人格障碍：家庭应对基本技能》（*When Your Daughter Has BPD*：*Essential Skill to Help Families Manage Borderline Personality Disorder*）一书。洛贝尔对边缘型人格障碍和家庭功能的诸多看法与我们不谋而合，于是我们很快发出了邀请。他成了我们团队的指路明灯，为我们保驾护航。在召开了 Zoom 视频会议后，一切准备就绪。

面对纷繁复杂的问题，我越想寻找解决方案，越感觉问题棘手。事实上，不管父母如何出于本能不惜一切代价地去帮助孩子，结果却常常事与愿违。他们的帮助让问题变得更糟——不仅对孩子，对自己也是如此。

本书将引领我们在未知水域航行。下文中你会了解到，儿童型和成人型边缘型人格障碍方面的公开出版物相当有限。比如 1998 年出版的《父母的希望：如何不为难自己或家人来帮助边缘型子女》，就是当时屈指可数的成人型边缘型人格障碍方面的参考读物。当时由于读物数量有限，我们对读者的情况全然不知，一切很难改变。

诚然，在《父母的希望：如何不为难自己或家人来帮助边缘型子女》中，我们没能涵盖边缘型人格障碍的所有相关信息，如今的修订版也不能作为养育未成年患者的最终建议。我们能做的，只是结合患者父母的采访内容、边缘型人格障碍患者的反馈，以及精神科医生的专业知识、研究发现和临床经验，总结出到目前为止最佳的实操经验。同时，随着时间的推移，我们会及时改进和增补本书内容，并希望它不仅能解患儿家长的燃眉之急，还能为他们点燃希望。

关于本书中所用文献的说明

在修订版的撰写过程中，我们根据患儿家长的反馈，只选用了两本参考书。一本为本书的共同作者之一洛贝尔所著的《当你的女儿患上边缘型人格障碍：家庭应对基本技能》。另一本则为精神病学家布雷斯·阿圭勒（Blaise Aguirre）所撰写的《青少年边缘型人格障碍家长指南》（*Borderline Personality Disorder in Adolescents：What to Do When Your Teen Has BPD*）。布雷斯·阿圭勒就职于马萨诸塞州贝尔蒙特的麦克莱恩医院，担任主任医师。该院是美国收治边缘型人格障碍住院患者的首批医院之一。布雷斯·阿圭勒在世界各地就未成年边缘型人格障碍患者的话题进行演讲。相对于他丰富的经验，现有的研究文献却严重不足，于是本书中我们会经常提到他所做的工作。《青少年边缘型人格障碍家长指南》最初于 2007 年出版，2014 年修订。如果你想了解更多信息，我们强烈推荐这两本书。

兰迪·克莱格

目　录

第一章

什么是边缘型
人格障碍

你不仅感到身心疲惫，而且还忧心忡忡、不知所措。这种感觉就像被大海吞没一样。你追问自己，那个你曾在万圣节精心打扮成超级英雄的小可爱到底怎么了？你的孩子满腔怒火。他们完全不明白自己的所作所为会带来怎样的后果，他们对自己的身份也充满疑惑。他们的自尊心不仅受到了伤害，而且情绪极不稳定。他们也很难交到朋友。你总是诚惶诚恐，时刻担心火山爆发。你坐上了情绪的过山车，时高时低，而你的孩子就是过山车的控制者，带着你驰骋。人生完全失控，简直一团糟。

19年来，我们精心呵护着养女的成长。问题初现端倪时，我们发现她经历了严重的分离焦虑和交友困难，不仅容易与人争吵，而且脾气暴躁。医生告诉我们她患有注意缺陷多动障碍（ADHD）。我们和她的朋友一起，给了她一如既往的关爱。我们一直带她四处求医。六年级时，她开始缺课，表现出抑郁的迹象，在家庭中不断制造不安情绪。她的不定时发作总会成为全家的焦点，这让她的兄弟姐妹都感觉被忽视了。此时，她也被诊断为躁郁症。

十几岁的时候，她开始吸烟，几乎不上学，频繁地更换对象和兼职。而且任何工作干不到一个月，她就会辞职或被解雇。作为一个成年人，她无法独立生活。她想搬回来和我们一起住，却在凌晨3点打来电话，训斥我们不配做父母，责备我们带给她伤害，并问我们要钱。可在我们印象中，她一直是极富创造力的小可爱、小甜心。

你问自己："真的是我的错吗？"孩子认为我是个糟糕的母亲，甚至憎恶我，这让我伤痛欲绝、万念俱灰。难道真是如此？孩子看过的心理医生总是给出不同的诊断，一会儿说是躁郁症、注意缺陷障碍、对立违抗性障碍，一会儿又说有进食障碍、抑郁症和其他障碍症。很显然，她肯定出了问题。

边缘型人格障碍的基本常识

我们将从最基本的常识开始讲，比如什么是边缘型人格障碍（BPD）。每个边缘型人格障碍患者各有不同。但就像躁郁症、对立违抗性障碍、进食障碍和精神分裂症患者都有各自特点一样，边缘型人格障碍患者也有典型症状。边缘型人格障碍是一种精神障碍，其特征是异常（无法管控或失控）和极端的想法、情绪和行为。

通常情况下，真实发生的事件会影响我们的情绪，而边缘型人格障碍患者恰恰相反，他们的情绪影响他们对事实的判断。比如，你必须送孩子上学，你不能让他在家里学习，但是孩子却因此感到愤怒。比如，他们甚至会因为一段都没开始就已结束的恋情想到自杀。在这些情况下，道理根本讲不通。他们的思维方式很极端。别人在他们眼里，要么糟糕透顶，要么完美无瑕；他们要么对别人佩服得五体投地，要么愤怒地弃之、唾之。受强烈情绪驱使，他们总会做出些极端的行为来"减轻痛苦"，而这些行为又会给他们自身或他人带来伤害。

根据世界卫生组织颁布的第 11 版《疾病和有关健康问题的国际统计分类》（以下简称《国际疾病分类》）中关于边缘型人格障碍的介绍，以及过去 25 年间，我们随访的边缘型人格障碍患者的家人和配偶的反馈，我们总结出边缘型人格障碍患者在想法、情绪和行为上的典型特征。

想法：缺乏感知力和判断力。

- 分裂（splitting，极端理想化和过分贬低）——虽然《国际疾病分类》第 11 版中并未列出此项特征，但边缘型人格障碍患者的配偶普遍都认同这一点。
- 自我形象不稳定。
- 由压力引起的偏执或分离症状（感觉"抽离"并短暂地脱离现实）。

情绪：容易失控，不稳定。

- 情绪容易失控和不稳定，适应能力极差。
- 烦躁或焦虑情绪通常持续数小时或数天。
- 长期的空虚感、绝望和抑郁。
- 不适当的强烈愤怒或难以控制的愤怒。

行为：行事冲动。

- 行事冲动，尤其在非常沮丧或愤怒时，常导致人际关系破裂并带给自己伤害。

- 经常发脾气，例如扔东西、推搡他人，或者频繁出手打人。
- 为了防止被抛弃，常常采取极端方式，不管是真正被抛弃还是想象被抛弃。
- 多次自残行为。

这些特征常会导致感情破裂，导致越担心的事情越容易发生：边缘型人格障碍患者的感情总以悲剧收场。他们特别珍爱身边的人，但当他们极力维持关系时却常常事与愿违。他们不一定具备以上所有特点，但有些方面可能更糟，详情如下。

想法：缺乏感知力和判断力

患儿会根据父母是否满足其愿望，做出截然不同的判断。比如，早上他们会觉得父母善解人意，而到下午却觉得父母让人生厌。他们认为人非好则坏，这就是所谓的"分裂"。当你的孩子认定一种情绪时，他们无法回想起其他过往情绪，同时也无法想象将来会出现的改变。事实上，大部分孩子都这么认为，这种思维方式被称作原始防御机制（primitive defense mechanism）。我们大多数人都能随着年龄的增长改掉这种思维方式。但是，边缘型人格障碍患者却不会。不论成年与否，他们都采用同样的思维方式。以下是一个儿童情绪分裂的例子。

德佳：其他人都收到了珊妮斯生日聚会的邀请，唯独我没有。

妈妈：也许你的邀请函正在路上呢。

德佳：他们肯定讨厌我。他们都恨我。我根本没有朋友。

妈妈：看来这让你感到很难过。你看上去很伤心和也很失望。如果换作是我，我也会这么想。可是别忘了，上个月你可参加了三个生日派对。

德佳：我什么都做不好。

以下是一个青春期孩子情绪分裂的例子：

妈妈：你和芭比在交往吗？

阿扎德：我可不想和那骗子在一起。

妈妈：阿扎德，你不是说她是你最爱的女友吗？

阿扎德：那是因为我不知道她居然给科林·麦克补习数学，真是个坏蛋！

边缘型人格障碍患儿通常有强烈的不安全感。这种自我意识中的不安全感在青春期表现得最为明显，因此也最为棘手。一般情况下，从青春期开始，孩子开始形成自我意识。据青少年边缘型人格障碍住院部主任医师布雷斯·阿圭勒介绍，边缘型人格障碍患儿通常不认为自己是独立的人，而是把自己看作好友或同龄人群体特征的合成体（2014）。他指出，当他们的同伴发生变化时，他们的自我身份（self identity）就会随着新群体而变化。他们的价值观、道德观和自我身份是随机的和不稳定的。而大多数孩子的价值观、道德观和自我身份相对比较固定。以下的例子分别说明这类儿童和青少年极易因他人影响而改变。

赫德拉：妈妈，你能给我买黑色紧身裤和运动衫吗？

妈妈：你不是已经有很多运动服了吗？

赫德拉：我现在喜欢哥特风，所以我想要黑色的衣服。

妈妈：你的大部分衣服都是粉红色的，我还以为你最喜欢粉色呢。

赫德拉：穿粉色太傻了，我的所有朋友都穿哥特风格的暗黑色了。

患儿的感知力和判断力不足，首先体现在他们的想法往往比较偏执，其次便表现为分离（dissociation）。有偏执想法的患儿可能认为，不仅父母跟他们对着干，其他人也都针对他们。事实上，他们还可能认为整个世界都在跟自己作对，害自己的人生变成了活生生的地狱。

意识分离常常是想象的或根本不存在的情绪。这是什么意思？例如，每天你都开车上班，你对这件事已经习惯成自然，不再需要思考，你甚至都不记得你是怎么将车开到单位的。意识分离就像这种感受，但是不同的是，它是由极度压力引起的。意识分离通常不请自来，因为流露出这种情绪的人常常对自己的感受和对周遭的反应全然不知。与之相反的意识就是正念（mindfulness），我们将在第五章介绍正念训练来保持健康。

> 塔蒂亚娜坐公交车时，常被附近的一群男孩欺负。她想让妈妈送她去上学，但妈妈还得工作，只能让她自己乘公交。妈妈每天都询问她乘公交的情况，她总说"我不记得了"。妈妈以为一切都很好，直到她发现女儿尿裤子了。她连忙追问女儿发生了什么事，可塔蒂亚娜甚至对自己尿裤子都全然不知。

情绪：容易失控和不稳定

许多边缘型人格障碍患儿都极度害怕被拒绝或被抛弃，哪怕是不足挂齿的小事都能引起这种恐惧。所以，当家人或朋友对患儿表现出愤怒或不耐烦时，他们可能会拼命地挽回局面，期待重新获得对方的关爱（哪怕是关注）。他们会发誓做出改变，表现出悔意，尽一切可能避免被抛弃。

如果别人对患儿生气或拒绝他们，他们可能会将这种拒绝或愤怒放大，并怪罪到自己头上，认为自己没用或可恶。其实别人很可能根本就没生气或只有那么一丁点儿生气。边缘型人格障碍总让边缘型人格障碍患儿处于守势。这也解释了他们的父母总如履薄冰的原因。（对于患儿而言，讲道理并不好用。在第七章中，我们将介绍"认可"这种沟通方式。）

边缘型人格障碍患儿易怒并具有攻击性。他们是这么想的："你别想拒绝我，因为我要先拒绝你！"这种情况在成年患者的人际关系中经常发生。因为患者总担心朋友会觉得自己如此不堪而抛弃自己，所以哪怕是良好的人际关系也会让患者感到紧张和不确定，于是他们便先人一步提出绝交。他们宁愿拒绝别人也不愿被别人拒绝。

必须指出，无论这类患儿的父母怎么做，哪怕是无条件地爱自己的孩子，满足他们的任何要求，都无法改变孩子的这种情绪和思维方式。没有人可以填满这如同黑洞般巨大的空虚感，当然父母也不例外，唯有治疗才有用。一位父亲回忆和孩子相处的情景时说道："为了不让孩子联想到被抛弃，我对孩子百依百顺。"可是孩子的要求像个无底洞，沟壑难平。边缘型人格障碍的定义中明确指出，患者试图用各种方式来填补这种空虚。他们本以为人际关系可以填补这种空虚，可当人际关系无法满足他们的需求时，他们就会感到失望、痛苦、沮丧、愤怒甚至想自杀。这样一来关系会更加恶化。这是边缘型人格障碍的另一特点：不稳定的人际关系。以下例子分别关于儿童期和青春期患儿。

早上上学前，赞达亚总是尽可能地和妈妈待在一起。她知道妈妈待会儿要出门上班，但是她害怕那一刻的到来。时间越来越近，她也越来越焦虑，并请求妈妈留在家里陪她。可是当被妈妈拒绝时，她就会胃痛发作，有时会呕吐或腹泻，有时会心情低落地来到学校。

安迪每天与男友弗朗索瓦在学校见面。但当得知男友要和家人一起去欧洲游玩两周时，她开始惊慌失措，并说如果男友离开，自己一个人没法活，要去自杀。

患儿的情绪瞬息万变。前一秒，孩子还开开心心；后一秒，他们就抱肘生起气来，再过半小时，直接闷闷不乐地躺床上了。他们的情绪像过山车一样起起伏伏，让身边的每个人都很难受，当然也包括他们自己。可是他们控制不了自己的情绪。有时他们的情绪确实受到真正发生的事情的影响，而有时他们的情绪完全是无中生有。

比如，当家中其他孩子因为生日聚会或学校获奖等原因得到特别关注或赞赏时，患儿会反应过激。以下例子分别关于儿童期和青春期患儿。

周末的时候，洛娜去朋友哈丽特家玩，见到了她家小狗拉菲。虽然家里没养狗，但她非常喜欢小狗，很想和拉菲一起玩。而拉菲一个劲地往哈丽特身上蹭，只想和小主人嬉戏，完全无视想与它亲近的洛娜。回到家后洛娜跟妈妈说，哈丽特的小狗很烦人，她再也不想去她家了。

阿斯特丽德非常喜欢大海，所以很期待和家人去夏威夷度假。在机场，她遇到一个和她年龄相仿的年轻人。得知他也是和家人去夏威夷玩的，便约好到酒店后一起玩。阿斯特丽德一直拿着手机等电话，可到了晚餐时间，她等得都快发疯了还是没等到。当家人叫她一块儿去吃晚餐时，她说："我感觉糟透了，什么胃口都没有。"于是，她没和家人去吃晚餐，而是要留在房间等电话。后来等家人吃好饭回来，她崩溃地说自己没心情度假了，只想回家。家人根本无法改变她的想法。于是整个假期她连房门都没出过。

边缘型人格障碍患儿的养育过程让人沮丧。父母对孩子倾注的爱就像冲刷人行道的雨水一样流走。有的父母说，孩子对他们的爱视若无睹，却对丁点儿的批评耿耿于怀。一方面，孩子眼里容不下任何批评或建议；另一方面，孩子又觉得自己不够好，不可能受到表扬。下面的两个例子分别体现了儿童期和青春期患儿的空虚感。

午餐时，艾莉亚的老座位被一名新来的女孩坐了，而且没人出面为她留住这个位子。艾莉亚回到家后，就跟妈妈说"他们都讨厌我"，所以我不想回学校上学，想在家里上学。她的母亲认可了她强烈的失望和焦虑情绪，并解释那个女孩可能只是先你一步坐了那个座位而已，她不是针对你的。但是，第二天早上，艾莉亚便以生病为由拒绝去上学。

科林发现女儿在卧室里用剃须刀割她的手臂，问她为什么要这样做，女儿解释说这能分散她的注意力，使她感到不再孤独和空虚。

大发脾气和强烈的愤怒是患儿的共同特点，大部分家长都招架不住。当孩子破口大骂、满嘴脏话并恶毒地咒骂父母，用过分和无理的方式回怼时，父母很难做到泰然处之。当孩子被朋友侮辱（或认为自己受到了侮辱）时，父母一旦指出他们误会了朋友，他们就会认为父母在责备他们。在第七章中，我们将教你认可孩子的强烈情绪，这是应对愤怒爆发的良策。这里有两个关于儿童期和青春期孩子愤怒爆发的例子。

> 金吉尔想要一件跟朋友艾米丽一样的绿色夹克。父亲带她来到商店，可是符合她的尺码的绿色夹克缺货，只有紫色和棕色。金吉尔顿时心情沮丧，瘫倒在商店的地板上，失控地抽泣起来。

> 爱丽丝的手机没电了，可她找不到充电器。她在房间里翻箱倒柜地找，越来越抓狂，一次比一次火大，然后便问弟弟有没有拿走，弟弟答没有。可她还是不依不饶地指责他拿走了不还，叫他还给自己。弟弟反复强调根本就不知道她在说什么，她就开始扯着嗓门对他大吼起来。

行为：行事冲动

边缘型人格障碍患儿在经历痛苦的情绪时，常常做出冲动行为。冲动行为包括离家出走、使友情破裂、酗酒、入店行窃、乱花钱和超速驾驶私家车。

以下分别为儿童期和青春期的患儿行为冲动的例子。

> 由于新冠疫情的原因，格伦被隔离，所以数学课改为网课。课前几分钟，他提前打开电脑尝试登录，但由于网络问题，他多次尝试都没能成功，他沮丧极了。他真的不想迟到，

但就是登录不成功，他便开始砸电脑，每失败一次，砸一下，直到电脑被砸到了地上，彻底坏了。

卡米拉在历史课上见过一个男孩并对他有好感，所以为了能引起他的注意，她参加了一个聚会。她花了几个小时做头发打扮自己。可当她来到聚会时，却发现那男孩正在和两个女孩聊天。卡米拉上前与男孩打招呼，终于引起了他的注意。男孩邀她去散步。走到附近的树林时，男孩想与她发生亲密关系，她同意了，也失去了贞洁。可第二天到校后，她发现男孩根本不理她，她后悔至极，感觉自己被占了便宜。

边缘型人格障碍患儿可能会想自杀或自残，这两种行为的原因是完全不同的。自杀就是结束一切痛苦，而自残是用来减轻情绪上的痛苦。（第十三章中有这两种行为的更多信息。）以下是两个自残的例子。

索菲亚一紧张就会抠指甲。有时她的手会流血或被感染。当医生问她为什么这样做时，她说不知不觉就这么做了。

因为男友鲍里斯提出分手，娜塔莎万分沮丧，匆忙回到家，找了个没人会发现的地方准备自残。她拿起冰冷的钢质剃须刀割向上臂，血流了出来，之后她的心情立马好了。过了一会儿，她用绷带包扎了胳膊，并小睡片刻。

当患者认识到自己的疾病开始自我反省后，他们的自杀率是相当高的。所以，本书的第十三章将专门讨论自杀和自残。我们需要认真对待自杀的任何迹象。

未成年人也会患上边缘型人格障碍

许多精神心理科专家都认为，儿童和青少年由于年龄太小，不能将其诊断为边缘型人格障碍，并以美国精神医学会（American Psychiatric Association）编订的《精神障碍诊断与统计手册》（DSM－5）为依据。但事实并非如此！其实，《精神障碍诊断与统计手册》（DSM－5）里明确指出过，大多数边缘型人格障碍患者在未成年时就已表现出边缘型人格障碍的各种症状。其实，由于边缘型人格障碍诊断常常被污名化，临床医生大都不会冒险过早做出诊断，以免以后遭到同行诟病。所以，哪怕你的孩子的症状符合所有诊断标准，精神心理科医生也不愿将你的孩子诊断为边缘型人格障碍。

以下是部分权威机构或人士的观点：支持对青少年做出边缘型人格障碍的诊断。

- 美国物质滥用和心理健康服务管理局（Substance Abuse and Mental Health Services Administration），提交给国会的报告中指出："最新的数据表明，估计有1800万美国人将患边缘型人格障碍，症状通常出现在青春期早期和成年期。"（2011，1）
- 安德烈亚·福萨蒂（Andrea Fossati）所著《青春期遭遇边缘型人格障碍：现象学和建构认可》（*Borderline Personality Disorder in Adolescence：Phenomenology and Construct Validity*）提到："现有的所有数据都提示，青春期是边缘型人格障碍的早期诊断和治疗的关键节点。"（2014，23）

布雷斯·阿圭勒指出，大部分青少年入院时都被诊断为双相情感障碍。尽管儿童可以同时患有边缘型人格障碍和双相情感障碍，但后者通常是误诊。原因为何呢？恰恰是上述提到的诊断困难，再加上临床医生听到"情绪波动"（mood swings）的第一反应大都是双相情感障碍，所以才会造成误判。其实这两种疾病的诊断、治疗方法和使用的药物都完全不同。

如果你的孩子被诊断出患有双相情感障碍，我们建议你与精神心理科专家详细讨论孩子的病情。询问以下这些具体问题，它们非常重要：

1. 你是否怀疑或认为我的孩子可能患有边缘型人格障碍，但却因为孩子太小不能被确诊为边缘型人格障碍，所以下了另一种诊断？

2. 我的孩子情绪变化异常，你怎么能判断到底是双相情感障碍还是边缘型人格障碍引起的呢？

3. 你是否接受过边缘型人格障碍及其他人格障碍诊断和治疗方面的专业训练？

4. 你治疗过多少位边缘型人格障碍患者？

5. 其中有多少是小于21岁的患者？

6. 针对双相情感障碍和边缘型人格障碍，你采用了哪些不同的治疗方法？

如果你怀疑孩子的诊断或认为主治医生不能治疗孩子的疾病，首先就应该停药，因为药不对症会产生严重的副作用。此外，如果你坚信边缘型人格障碍的诊断更符合你的孩子的情况，但是目前心理医生不予理会的话，请另觅良医。（请参阅第四章获取更多信息。）

> 证据显示，边缘型人格障碍越早治疗效果越好。早期的诊断和治疗对于帮助儿童和青少年康复至关重要（见附录二）。

及时治疗与延后治疗的效果对比有待更多研究进一步证明，但以下的研究者和作者都认为越早治疗效果越好。

- 布雷斯·阿圭勒在《青少年边缘型人格障碍家长指南》中指出："以下两点是可以确定的：①边缘型人格障碍成年患者所表现出的症状和经历的痛苦，大都从童年期或青春期就开始了；②若某青少年呈现的症状完全符合边缘型人格障碍诊断标准，就应该下诊断书并进行治疗，否则有悖职业道德。"（2014，21）

- 凯斯（Kaess）、布鲁纳（Brunner）、查宁（Chanen）在《儿科》（*Pediatrics*）上发文指出："是否将青少年诊断为边缘人格障碍一直存在争议，但现在情况已发生变化。最新研究已证实，边缘型人格障碍青少年患者和边缘型人格障碍成人患者一样，可以从早期干预中受益……为了改善青少年的健康状况及长期预后，边缘型人格障碍的诊断和治疗应被纳入青少年心理健康的常规诊断。"（2014，1）

我们的底线是：青少年甚至更年幼的儿童只要出现边缘型人格障碍的相关症状，就应该尽快得到诊断和治疗。正如弗兰·L.波特在推荐序中所说，骨折病人能等成年后再医治吗？针对有自残并有自杀倾向的青少年，我们如果只对症下药而不去深究引起症状的潜在疾病的话，那只能治标不治本，造成生死之别了。事实上，边缘型人格障碍才是他们自杀和自残的原因。既然现在我们已有一些有效且可靠的治疗方法可以尝试，比如辩证行为疗法、认知行为疗法（CBT）等，我们为何还要冒失去生命的风险呢？

患有边缘型人格障碍的男孩

在边缘型人格障碍患者中，男性虽然占到半数左右，但他们却更难被确诊。原因在于网站、会议、治疗中心、研究、书籍、博客、专题文章中的所有内容几乎都指向 10 ~ 30 岁的女性，这就使人们形成了边缘型人格障碍的刻板印象。但是以下症状更为明显地出现在男性而非女性患者身上。（当然，目前尚未对儿童进行过类似研究）：

- 物质滥用。
- 不稳定的人际关系。
- 边缘型人格障碍、自恋型人格障碍或反社会人格障碍共患病。
- 行事冲动。
- 攻击性强，排除因性别不同导致的控制水平差异的影响。

以下症状更为明显地出现在女性患者中：

- 接受过治疗。
- 进食障碍。
- 焦虑症。
- 创伤后应激障碍。
- 严重情绪障碍，例如抑郁症或双相情感障碍。
- 服用治疗精神障碍的药物。

如果你的儿子患有边缘型人格障碍，比起女儿患病，你可能需要给予更多的支持。因为很多临床医生不一定了解最新的研究成果，不知道男性和女性一样容易患边缘型人格障碍。你可能还需要帮助儿子处理他的负面情绪。如果父亲或他敬重的男性能告诉他，我们有各种情绪（包括愤怒）是很正常的，我们可以试着表达出来，这将对他大有帮助。现在，他很可能完全搞不懂他的情绪。

边缘型人格障碍的诱因

边缘型人格障碍不会是单一原因引起的，而是一系列诱因促成的，这包括先天因素和后天因素。不管是先天还是后天，诱因越多，患上边缘型人格障碍的可能性就越大。除去先天因素，以下方法能使孩子患上边缘型人格障碍的可能性降低。

先天因素

19 世纪中期，一位名为菲尼亚斯·盖奇（Phineas Gage）的男子在美国佛蒙特州某条铁路上处理炸药时，头部被一根长度超过 1 米、直径约为 0.6 厘米的铁杆刺穿。他幸免于难，在事故发生后的第 12 个年头离世。不过事故让他变得判若两人。出事前，他是个精明、精力充沛、韧劲十足的商人，一位真正的绅士。可这 12 年里，他反复无常、无礼、出言不逊、粗鲁、急躁和固执。他的朋友说他"再也不是以前那个盖奇了"。

当时，医生也无法解释受伤为何使他判若两人。但到了 20 世纪90年代，科学家们确定，那根铁杆损坏了他大脑中负责情绪处理和理性决策的区域。这个病例第一次让我们注意到大脑特定物理结构与个性间的相互关系。边缘型人格障碍患者大脑运转时出现故障，或许这就解释了他们易怒、选择性记忆、为简单事件和无害言语暴怒的原因。大脑中的杏仁核的主要作用是调节攻击性行为、恐惧和焦虑情绪等。当边缘型人格障碍患者遭遇巨大压力时，杏仁核过度反应，影响了大脑前额的正常运行，而大脑前额恰恰可以通过逻辑思维来缓和这些情绪。

导致边缘型人格障碍患者发病的原因，除了大脑结构的差异，还有大脑分泌化学物质不均衡。神经递质将重要信息带到大脑突触（脑细胞或神经元之间的间隙）中。你可能听说过神经递质血清素，它与冲动和情绪有关；而另一种神经递质多巴胺，则与被认可和肯定有关。神经递质失衡可能是导致上述边缘型人格障碍典型症状产生的原因：异常（无法管控或失控）和极端的想法、情绪和行为。大脑的这些差异可能是遗传因素引起的。

> 遗传因素对大脑中的化学成分产生诸多影响，例如精神障碍的遗传风险。但是，环境因素也会影响一个人的应对能力和生活管理能力。

环境因素

环境因素与遗传脆弱性（genetic vulnerability）叠加的话，很可能会引发边缘型人格障碍。以下是一些重要的环境诱因：

- 家庭成员和同伴带来的负面影响、无效或被认为无效的养育方式、不安全或混乱的家庭状况、父母与子女之间性格不合，以及父母一方突然离世或突然不再管孩子。

- 孩子的成长过程中常常被否定，比如看护人总说孩子的感受或经历是错误的和不真实的，总觉得孩子表现得不"够好"。（这些孩子往往缺乏自信并希望他人能肯定自己的感受和行为。在第八章中，我们将介绍如何创造一个认可孩子的成长环境。）

- 孩子遭受性虐待、情感虐待或身体虐待，尤其是较长时间的虐待。虽然人们一般认为照顾者应该为此负责，但虐待的原因可能多种多样。

是我害孩子患上边缘型人格障碍的吗

如果你去读边缘型人格障碍相关的文章的话，你肯定听过这样的说法：虐待、忽视或创伤是边缘型人格障碍发病的主要原因。父母也经常因此感到困惑。虐待和边缘型人格障碍之间被简单理解为因果关系（它们之间存在的相互关系不是必然的，可能还有其他因素与它们有关）。事实上，并不是每个边缘型人格障碍患者在童年时期都受过虐待或经历过创伤，即使有，我们也不能贸然认为是父母造成的。

哪怕你是位接近完美的父母并荣获国家育儿奖，你仍会在脑海中苦思冥想，到底我做"错"了什么才使孩子变成现在这样，肯定是我哪里做错了才会这样。你是这么想的吧？这种内疚感会让你急于弥补，可结果呢？你做得越多，错得越多，真让人啼笑皆非。第八章我们会做详细阐述。现在先让我们放下追责的念头，化内疚感为动力，踏踏实实地跟着本书的指引行动吧。

边缘型人格障碍是可以治愈的

当孩子患上边缘型人格障碍时，遭罪的不仅是孩子自己，还有家长。但是你要知道在十种已知的人格障碍中，边缘型人格障碍被公认为最易治愈的。痊愈的患者也比比皆是。

已康复患者和未康复患者之间的区别在于，他们是否意识到生活中的痛苦，并愿意用负责任的态度去改变生活，过有意义的人生。当然，治疗和情感支持是必不可少的。康复患者大都会经历某种顿悟（如绝境后重生），才会意识到只有自己才能把一切拖回正轨。他们付出的努力越多，他们就越容易康复。作为家长，你无法直接改变他们，但你可以改变自己的行为，使这种顿悟更加自然地发生。本书将娓娓道来。

本章的主要内容

请记住以下内容：

- 边缘型人格障碍患者会表现出异常（无法管控或失控）和极端的想法、情绪和行为。患儿总是被情绪所影响，看不到事实。在您看来，孩子的想法或行为完全不可理喻时，请在心中默念"在我孩子的眼里，他们的感受就是真实发生的事实"。把这句话写下来，贴在他们看不到的地方。

- 边缘型人格障碍患者自我身份认同紊乱。他们通过控制周围环境和环境中的人来形成自我意识。这都得依靠他人。你必须明白的一件事，你的孩子总想控制周围环境和其他人，这只是他们发出求生信号的方式。唯有明白这一点，你才能在孩子经受痛苦时，理解他、帮助他并恰当地回应他。

- 事实上，未成年人也可能会患上边缘型人格障碍，所以当医生告诉你只有成人才能确诊时，你心里要明白这种观念已经过时了，并且尽快让孩子获得恰当的治疗（详见第四章）。

- 你的孩子患有边缘型人格障碍并不是你的错。越早接受这个观点，你就越会成为更好的父母。这样的话，你就不会由于内疚做出错误的决定，而是时刻考虑着怎么做对孩子才是最好的。

第二章

边缘型人格障碍
对孩子的影响

因为弗兰的丈夫安迪要离开一周，她和女儿科琳像往常一样送他去机场。在回家的路上她们遇上了堵车，科琳（一名15岁的边缘型人格障碍患者）突然大叫："掉头回机场！我们不能让爸爸的飞机起飞，它会坠毁的。"

科琳开始抽泣和尖叫，弗兰试图让她平静下来。第二天早餐时，弗兰在电话里告诉安迪，女儿反问她为什么昨天送机后会在回家的路上小题大做？弗兰被问蒙了，难倒昨天小题大做的人不是科琳吗？安迪只好说："我们听不懂她的语言，而她也学不会我们的语言。"

——弗兰·L.波特，《船舶稳定器失灵后的航行》

现在看来孩子的行为是不可理喻的。他们患上了边缘型人格障碍，而你对边缘型人格障碍完全不了解。你看到的只是表面的行为，但却不明白这些行为的含义，你对那些引起这些行为的情绪和想法更是全然不知。在本章中，你将走进孩子的内心世界，看看他们眼中的自己、世界和他人。

本章中提及的大部分症状都未列入官方诊疗方案。它们是由患者及其家属，以及具有丰富经验的临床医生总结得来的。他们的分享将帮助你更好地了解边缘型人格障碍患儿。

边缘型人格障碍患者的心声

下面，我们分享的边缘型人格障碍的特征都是以患者视角呈现的。因为我们认为采访未成年患者有悖常理（很多孩子对自己的病情全然不知），所以我们采访的大都是成年人。但我们同样可以通过倾听成年患者的心声了解未成年患者的感受。

身份认同紊乱

黛丝媞妮：*你不记得你是谁，也不记得你有过何种不同的感受。有时猛烈的情绪风暴将你淹没，将你四分五裂。你听不见内心的声音，也不知道你是谁，更记不清你经历过什么。当痛苦退去时，你只感到空虚和万念俱灰。*

各种情绪同时朝我们涌来

罗莎：*人们总问我，患上边缘型人格障碍是种什么感受。我会告诉他们，就像各种情绪一起向我袭来，却没有一种情绪是恰当的。这种感觉就像你一直用一种没人听得懂的语言祈求帮助或理解一样。*

山姆：*患上边缘型人格障碍让一切都变得混乱。就像是胎儿在母体中无法满足大家的任何期望一样，我也做不好任何事情。我讨厌自己这样。外人总觉得我不可理喻、控制欲强甚至恶毒。其实我的心里一团糟，我并不想伤害任何人。*

关于情绪波动

亚当： 我的感受跟一般人很不一样。不论我是在黑暗潮湿的酒吧一角微醺并抽泣，还是在派对上谈笑风生、幽默吐槽，我感觉不到任何区别，我也没有任何感觉。我总在生活中寻找某种刺激，期许戏剧般的人生体验。我的情绪极其不稳定。无论是我读到的一则新闻、我担心的一件事，还是我对人生的看法都会影响我的情绪。这些是我自己想象出来的。而有些情绪则受外部因素影响，比如别人如何待我、如何回应我或如何（不）与我交谈。我的情绪像股市大盘一样忽上忽下。如果我能理智些，就不会反应过激了。只是我根本管不住自己。

斯坦： 即使我只犯了个微不足道的错误，我也担心大家会因此离开我。没有人会爱我，这种想法一直在我的脑海中挥散不去。我得时刻提醒自己："大家是在意我的，大家是爱我的，大家会选择我的。"这得反复说上大约 1000 次才会有用。还好这管用。

我眼中的自己

咪咪： 我相信在所有人眼里我是个彻头彻尾的失败者，我是个白痴，所以他们才不愿听我说，也不愿信任我。当我好不容易有机会可以改变他们的观点时，我却总是弄巧成拙。所以，我讨厌自己。

贾马尔： 我觉得自己像个怪物——厌恶自己、满怀内疚和困惑。我毁了别人的生活，所以我推开他们，躲避他们。但我还奢望，在我尖叫着把他们推开，让他们别来管我后，他们还能回来安慰我,告诉我,"你不是怪物"。这时,我会说:"可以抱抱我吗?抱一下就行,因为我不配。"

我恨你——但请不要离开我

唐纳德:每天,我总在心里怨恨那些我最爱的人,这种恨短暂却真实。我知道我想得太绝对(总觉得一切都是非黑即白),而事实并非"如此",但我却忍不住这么想,这让我很难受。我所遇到的首要难题是时刻提醒自己,我的大脑不能正常运转,所以我的情绪不可靠,我不能仅凭感觉就认为某件事真实存在。但这对我而言真的太难了。

苏菲:我的大脑总在不停地告诉我:每个人都对我撒谎,没人真正关心我。为了不胡思乱想,我只能反复跟我的朋友和家人确认他们没有对我撒谎,他们是真的关心我,这样我才能不那么难过。可是,这种反复确认的频率太高,让所有人都心力交瘁。我也因此感到很糟糕,可我不知道该如何不再追问。

你根本无法想象我到底有多痛苦

乔迪:这种感觉就像当我不断地尖叫寻求帮助和期待理解时,没人听得见我的声音。

伊玛尼:患上边缘型人格障碍的感觉就像心被一次又一次地刺痛。我讨厌自己,有时也讨厌其他人。我无所适从。无论是和陌生人、朋友还是家人在一起,我总觉得自己格格不入。每个人都像在说我的坏话,而我却不得不承认他们没有说错,我确实招人烦。青春期的孩子很像边缘型人格障碍患者,而边缘型人格障碍患者也很像青春期的孩子。

白灵：我的世界里到处都是伤痛，我讨厌这样的世界。我不想再活了。我不想再受到伤害。真的，我的人生过得太艰难，我筋疲力尽。我总把最爱的人推开，但我却无法让自己停手。每当我意识到我不该这样做的时候，为时已晚。

我们为什么这样做

艾伦：痛苦让我们行为疯狂。我并不是要否认或找借口。坦率地说，我们的行为给别人带来了伤害，我们确实病得不轻。我们经历着常人难以想象的痛苦。

丹泽尔：大家都无法理解我，包括我自己在内。我常常想，我为什么要这样做？

罗德尼：我总觉得自己被火一次又一次地点燃，而我却无能为力。这都是因为冲动引起的。我做的任何事情——自残、酗酒、吸烟、挥霍金钱、危险性行为、辞职和企图自杀——都是为了避免熊熊燃烧的火焰把身体烧焦。我觉得自己的神经末梢暴露在外，所以我随时可能被刺激。你如何能让身上着火的人保持理智呢？最让人抓狂的是，哪怕在我快乐的时候，这种冲动也如此强烈。

亚历杭德罗：我总是忧心忡忡，担心我爱的人会离我而去。当这种担心越发强烈时，我就会失控做出伤害他们的事。我其实完全能体会到他们的感受。所以，事后当我看着这个烂摊子，我充满了愧疚和自我厌恶的感觉。我越是害怕被抛弃，就越绝望，越绝望就越容易冲动，越冲动就越容易做出让人厌恶的事情。我不知道我是否还会被情绪所控制，但我知道是我的冲动和失控吓走了我爱的人。

我的愤怒

斯蒂芬妮：我的愤怒像潮水猛兽般袭来。它让我说话刻薄，大声尖叫，破口大骂。在那一刻，我想伤害我爱的人，让他们知道我的感受。尽管有时我是被惹怒的，但大部分时候我是因为痛苦才发怒的。可是当一切结束后，我深感羞愧，我希望能为之道歉，可我已经造成了不良后果。

想法

评判：边缘型人格障碍患者认为周围的人一直对他们指指点点。例如，十一二岁的卡罗尔说她不想再去爷爷家了，因为她认为爷爷更喜欢哥哥："他更爱吉米。他只在意他。"

物体恒常性（object constancy）：孤独的时候，我们会想起别人对我们的好和给我们的爱，让自己好受点。哪怕这些人身在远方或已不在人世，我们也能安慰自己。物体恒常性指的就是，当我们与外在物体在空间上彼此远离时，心中仍旧可以想起这些物体的形象。许多边缘型人格障碍患者感到不安或焦虑时，很难回想起亲人的形象，所以没法让自己好受些。如果你不在场，患者不大可能回想起你给予的情感支持。这就是为什么你的孩子总希望你在身边，总希望你能经常打电话、发短信和发邮件。有时，符合他们年龄的"过渡性物体"（transitional objects），如相册、泰迪熊和书信这些能让他们想起家或父母的物品，都可以帮助他们安抚自己。这一招在你不得不离开时很管用。

难以集中注意力：边缘型人格障碍患者分不清感觉和事实。他们的想法很极端，采用分离思维，认为一切非黑即白。他们还可能表现得偏执。当他们感受到强烈的情感时，他们很难长时间集中注意力。这种感觉就好像你在等待乳房肿块的活检结果时，还要做复杂的数学题一样。当孩子情绪激动时，别指望他们能理性思考。

糟糕的决定：痛苦的情绪加上应变能力差会导致边缘型人格障碍患儿做出错误的决定，从而让他们的生活变得一团糟。他们从来不考虑自己的行为可能带来的后果。例如，一个十几岁的孩子可能将电脑借给朋友，然而他们完全想象不出来朋友可能会不小心弄坏或弄丢电脑。所以，当孩子做某个决定时，你需要帮助他们理清思路，而不是告诉他们你的想法。你要这样提问："如果不为明天的考试做准备，那会有怎样的后果呢？如果考试不及格，你的绩点太差，还有资格参加今年的夏令营吗？"

感受

感受等同于事实：在第一章中，我们谈到过这一点，但这里有必要再次重申。我们一般人的感受大都以事实为基础，而边缘型人格障碍患者的感受就是事实，不管是否有事实依据。某种程度上，情绪会影响我们所有人的判断——广告商和政治家充分利用了这一点。但情绪对边缘型人格障碍患儿的影响却是超乎想象的。第七章中的"认可"一节，会教你引导孩子说出他们认为的"事实"，然后做出有效回应。

缺乏共情能力：因为患儿满脑子里想的都是躲不掉的痛苦，以及如何生存下来，所以他们很难换位思考。家人也会觉得他们缺乏共情能力。例如，十几岁的杰森正在收拾桌子，匆忙中不慎打破了妈妈最喜欢的咖啡杯。妈妈很难过，而杰森却说："这真是个该死的杯子！"

当边缘型人格障碍患者情绪低落时，他们的共情能力会更差，这会让他们的家人感到无助和疲惫不堪。当你生病或者需要帮助时，当你希望他们能礼貌地跟你说话时，你需要勇敢地表明态度，勇敢地告诉他们你的感受及你期待的方式。这并不会让他们难堪。你不能因为他们没想过帮助你，就贸然地认为他们不会帮助你。

在意批评：边缘型人格障碍患儿觉得自己已经糟透了，所以对批评格外反感。如果可以的话，请尽量给予积极的反馈，发现他们的优点并给予肯定。例如，如果他们完成了分内的洗碗任务，你就为之点赞。多看到他们做得好的地方，而非做得差的地方。如果他们改掉了不良的行为，你就为之庆祝。例如，他们在沮丧时控制好了自己的情绪，你就该送上你的肯定。奖励的方式包括微笑、赞美、积极的肢体语言、关注和可以兑换福利或大餐的积分等。你可以真诚地说："你刚刚的做法非常聪明（帮了大忙）。"

羞耻感和自我厌恶：羞耻感是边缘型人格障碍患者所经历的痛苦的情绪之一。内疚感和羞耻感的区别在于，内疚感常常是因你做的事情引起的，而羞耻感则因为你这个人而引起的。因为孩子害怕自己担心的事情会发生，怕自己真的一无是处，所以他们才会对可能遭到的拒绝和抛弃这么敏感。例如，一个十二三岁的孩子担心田野旅行中没人会喜欢自己，所以他拒绝参加，并说："虽然大家都不喜欢我，但我不怪他们。"

敏感情绪：边缘型人格障碍患儿过激的情绪反应让他们很难维持人际关系。这种敏感的情绪与大脑的运转方式有关。他们的情绪不仅强烈，而且持续时间长。必须指出的是，我们只是想让你们明白，这就是他们的应对方式，而不是要让你为之"让步"。

柯南：我们的儿子超级敏感（事实远比这离谱），他可以把任何一个词、细微的差异、语气、气味或声音都理解为拒绝。他觉得他能察觉我们对他的任何负面想法。不管他的要求是否合理，也不管我们是否有时间或生病，他都要求我们随时候命。他跟我们撒谎说去图书馆学习，其实另有安排，导致我们对他考试不及格的事全然不知。这波操作真是枉费了他的高智商。他看心理医生时，总是告诉医生我们疯了所以虐待他。这真是让人绝望。

情绪发展水平较低：一个 2 岁左右的孩子可能因无法适应环境而感到沮丧并大发脾气，也可能因为自己不再是万众瞩目的焦点而心生嫉妒。他们情绪波动频繁，以自我为中心，无视他人的需求。很难想象，边缘型人格障碍患者居然还在经历着 2 岁孩子才有的情感波动，这着实让人沮丧。事实就是如此，患者仍在学习如何克服我们 2 岁时面临的困难。

依赖性：大多数孩子享受成长的过程，并逐渐学会独立，懂得学习是为了自己。而边缘型人格障碍患儿则恰恰相反。在他们眼里，只有父母为他们做事才是爱他们。如果父母循循善诱地培养他们的独立性，他们会认为父母可能会抛弃他们。于是，他们感到威胁，并全力抵抗，制造巨大的混乱。可是父母却想避免混乱，不想激怒孩子，所以就不断让步。久而久之，孩子不用承担他们行为所带来的后果，渐渐知道发脾气相当有用，于是便反复使用。正如你将在后面章节中读到的一样，这种行为叫作"惯养怪物"，会让病情越发严重。下面的例子里这对父母 32 年来一直在"惯养怪物"，尝到了无尽的苦头。

> **卡鲁纳卡尔**：虽然我们的女儿已经成年了，但她总需要帮助，离不开人。她每天多次给我们打电话寻求帮助，要求我们参与到她戏剧般的人生中。她完全意识不到她的错误选择所带来的严重后果。32 年来，我们一直宽恕和善待她，希望她会改变，但她始终没有改变。但是现在，她不能再躲到父母后面当作没事发生了，她必须得承担后果了。也许这会改变她的人生轨迹，可是我们也没有办法，因为我们无论怎么做都无法影响她的决定，只有让她自己承担后果了。我们现在都已经 60 多岁了，身体上和情感上都已不堪重负。

挫折耐受性低：边缘型人格障碍患者承受挫折的能力普遍弱，这将带来巨大的痛苦。当我们迎难而上时，我们学会了三思而后行。但是边缘型人格障碍患者生性冲动，很少会三思而后行，更不用说迎难而上了。当他们有所求时，往往伴随着更大的危机。如果父母每次都有求必应，他们不会有任何挫败的感觉，他们就会认为一切都是理所应当。比如，你养猫的话，你就会发现，如果你没等到晚餐时间提前喂了它，那么明天它会得寸进尺，想更早吃饭。你的孩子也是一样。他们应该学会处理自己的危机，而不应该由你代劳。应对生活中的危机能让他们学会承受挫折。这至关重要。

行动

挑战底线：父母认为全家人都围着孩子转，完全失去了自我。

可孩子却觉得父母可以拒绝他们、抛弃他们、责备他们、批评他们，或者做其他糟糕的事情，所以父母才是掌控者。这样一来，亲子关系非常紧张。在恋爱关系中，许多边缘型人格障碍患者总是先于他们的伴侣提出分手。你的孩子也会做类似的事情：虽然他们不能和你分手，但是他们会以极端的方式挑衅你，无视你的指令，挑战你的底线和坚持的原则。

例如，以斯的妈妈同意给她一块饼干，可以斯想要两块。妈妈嘴上虽说她只能拿一块，却睁一只眼闭一只眼地让她拿了两块。于是第二天，以斯拿走了三块。十几岁的塞尔吉奥知道食物是不能被带进卧室的。可当他被妈妈抓到在卧室吃薯片时，他却辩解道："这是零食，不是食物。"

撒谎：这样说可能大家有点接受不了，但事实上有些边缘型人格障碍患儿确实经常撒谎。我们不知道他们是否比正常孩子更爱撒谎，但他们的父母普遍是这么认为的。他们撒谎要么是因为他们真的相信事实如此（感觉等同于事实），要么是因为他们选择相信他们想要的事实而非真实发生的事实。例如，他们撒谎可能是为了引起注意或获得同情，也可能是为了不让别人发现他们讨厌自己，或者是为了隐藏一些常人难以接受的事实。尽管原因不明，很多患儿家长反映孩子曾编造过一些遭受虐待的恐怖故事。

例如，莎朗有个患有边缘型人格障碍的女儿，20 年来，她在线上组建了边缘型人格障碍患者家长群。她建议说："有两件事你需要明白：首先，你的孩子会撒谎；其次，惩罚不能改变这个事实。相反，你最好保持头脑清醒，如果发现他们撒谎，与他们聊一聊，了解他们撒谎是为了渡过怎样的难关或掩盖怎样的真相。"

莎朗的办法可能有用，也可能没用。她了解到女儿撒谎背后的苦衷，提供了更好的应对方式。无论怎样，你得让孩子为他的撒谎行为负责，并向他解释你决定暂时收回信任的原因。例如，如果你的孩子撒谎说看完电影会直接回家，实际却去了朋友家，那你就要暂时收回这份信任，让他不再享有观影的自由。

一名边缘型人格障碍患者写给家人的一封信

我和你们一样讨厌我现在的样子。很抱歉，我给你们带来了巨大的痛苦，可是我的痛苦也不比你们少，或许是你们的十倍。说实话，我每天都担心你们会抛弃我，心中惶恐，于是就拼命地避免，却发现自己无处可逃。我知道我的这种担心在你们看来毫无理由，可我却真真切切地感受到了。

每天醒来时，我都不知道今天会怎样。我和你们一样，希望自己能过上幸福的生活，摆脱这无处不在的混乱局面。可这一切的混乱都是因为我身体里住着的这头"怪兽"。当它沉睡时，一切正常，我甚至都忘了它还住在我的身体里这回事。可是"怪兽"一直在，只是我不知它何时会醒，何时会带来破坏性的打击，何时会把包括我在内的所有至亲至爱之人伤得遍体鳞伤。但无论怎样，它一定会醒来。我和你们一样，大部分时间都如履薄冰——唯一不同的是，你是因为害怕我而如履薄冰，而我是因为害怕我身体里的那头"怪兽"而如履薄冰。

那"怪兽"一现身，我的世界就会坍塌，一切都会失控。我可能会自残、轻率地开始一段感情、打架或酗酒，也可能用其他惯用方法。我知道我的行为给你们带来了破坏性的伤害，但它们却是我在绝望中拯救自己的办法。

　　我知道，我的方法看上去很难理解。但你们不知道我的真实想法和感受，正是它们让我做出了这些行为。我的确非常情绪化，但我真的在意我的行为所带来的后果。情绪化的行为是我知道的唯一自救方式。这就是我的想法。我就是这样的。

　　那像我这样的边缘型人格障碍患者还有救吗？是的，虽然我的情绪问题无法治愈，但却能得到有效控制。我和你们一样，希望自己能尽快恢复。如果有你们的爱和支持一路同行，这个过程会更容易些。

　　必须指出的是，恢复是一个长期的过程，有时你们会觉得我好像又退步了，其实不然，这只是旅程的一部分而已。我期待着将来当我们一起回首走过的这段旅程时，我狼狈的模样会淡出你的视野。我相信我们可以渡过难关，到时会变得更强大。请你们给我点理解和耐心。我知道我的行为伤害了你们，但请相信，我并不是坏人；疾病选中了我，逼我与之抗争，我一定会学会与它相处的黄金法则的。

——谢琳娜·鲁尼（Shehrina Rooney），《边缘型人格障碍症宝典》
（*The Big Book on Borderline Personality Disorder*）

本章的主要内容

　　希望你对孩子的内心痛苦有了更多的了解，明白他们这么做的原因。希望你能记住本章的建议：

- 你的孩子可能会自我厌恶、对批评极度敏感、经历痛苦的情绪且难以集中注意力思考。情绪方面，他们的水平一直停留在蹒跚学步的孩童阶段。他们搞不懂自己的感觉，也不明白自己的行为。

- 只要你的孩子愿意负责任地改变生活，他们就会慢慢好起来。

第三章

边缘型人格障碍的
常见共病

  里贾纳的女儿麦迪逊 11 岁时，被诊断出患有抑郁症，开始服用抗抑郁药百忧解。虽然这有点帮助，但她依旧很痛苦。在学校，她常因与其他孩子争执而号啕大哭。在家里，她常因无关紧要的小事与父母争执得泪流满面。比如，她无法理解和执行做好作业后出去玩这样的要求。麦迪逊很难理解其他孩子为什么不能按她说的做，也很难理解父母在做作业这件事上为什么不能接受她的想法。

  有一天，麦迪逊去好友杰西卡家玩，说了些刻薄话，气鼓鼓地回到家，她觉得杰西卡"太固执了"。可到了第二天，麦迪逊的态度发生了 180 度大转弯。她后悔自己说了那些话。但杰西卡铁了心想和她绝交，并叫麦迪逊别再给她发短信，也不要再和她一起吃午餐了。这狠狠地打击了麦迪逊的自尊心。

  麦迪逊并不知道，愤怒的语言会给人际关系带来糟糕的后果。她趴在床上抱头痛哭，好几天不开门，对任何事情都提不起兴趣，不吃饭也不上学。她认为她会一直痛苦下去。她整天闷闷不乐、郁郁寡欢，睡得昏天黑地。里贾纳和她的丈夫只好打电话给孩子的精神科医生。医生认为，除了已患的边缘型人格障碍，她可能还同时患有抑郁症，要求其父母马上带她就诊。

边缘型人格障碍本身会带来诸多麻烦和困难，更糟的是，很多边缘型人格障碍患者还会同时患有一种以上的精神障碍。虽然并不全会，但这也足够棘手了。其中一种疾病可能先于另一种发病，或者两种疾病同时发作。有时一种疾病可能会痊愈，但另一种会继续发作或恶化。多种精神障碍会引起更多的症状，使患儿的行为更让人困惑（和痛苦）。他们需要根据不同的疾病分别接受治疗。本章将以大量个案研究为基础，介绍边缘型人格障碍的常见共病，按其发病率由高到低列出。

- 临床诊断为抑郁症（超过 80% 的边缘型人格障碍患者）。
- 焦虑症和惊恐发作（60% ~ 90% 的边缘型人格障碍患者）。
- 进食障碍，包括厌食症和贪食症（20% ~ 55% 的边缘型人格障碍患者）。
- 创伤后应激障碍（PTSD）和复杂性创伤后应激障碍（30% ~ 50% 的边缘型人格障碍患者）。
- 自恋型人格障碍（NPD，30% ~ 50% 的边缘型人格障碍患者）。
- 双相情感障碍 I 型（30% 的边缘型人格障碍患者）。
- 物质滥用障碍，包括酗酒（65% ~ 80% 的边缘型人格障碍患者）。
- 注意缺陷多动障碍（ADHD，15% ~ 40% 的边缘型人格障碍患者）。

不幸的是，边缘型人格障碍患儿的症状会因共病而加重，异常（无法管控或失控）和极端的想法、情绪和行为都会加重。这使他们的治疗更困难，生活也更艰难。例如，边缘型人格障碍和抑郁、焦虑或物质滥用叠加会增加自杀风险。本章将提供信息助你鉴别孩子的病情。如果孩子愿意为这些共病去看心理医生的话，请询问现在负责治疗边缘型人格障碍的医生能否同时治疗这两种疾病。如果不行，需请求转诊。每个疾病都有相应的治疗方案，比如进食障碍和物质滥用障碍就有特定的治疗方案。

重度抑郁症

在美国，抑郁症是常见的精神障碍。大量（超过 80%）的边缘型人格障碍患者会患上此病，这与他们长期与边缘型人格障碍这个怪兽作战有关。其中，有些患者达到重度抑郁。为了确定恰当的治疗方案，心理治疗师必须鉴别患儿的情绪波动仅与边缘型人格障碍有关，还是与重度抑郁症也有关。表 3－1 的研究成果来源于美国边缘型人格障碍教育联盟科学委员会的顾问成员罗伯特·弗里德尔（Robert Friedel）。弗里德尔区分了重度抑郁症的症状和边缘型人格障碍患者的抑郁症状。

表 3－1　边缘型人格障碍患者的抑郁表现与重度抑郁症的区别

边缘型人格障碍患者的抑郁表现	重度抑郁症发作的表现
第一章中概述的边缘型人格障碍患者普遍感到的孤独、悲伤和痛苦	长时间的情绪低落或消沉
由于某些经历带来的过大压力，产生睡眠、食欲和疲劳等问题，但压力一旦减轻或较少，问题也随之解决	食欲或体重变化异常（增加或减少）精力减退

（续）

边缘型人格障碍患者的抑郁表现	重度抑郁症发作的表现
由于某些经历产生自杀冲动和自残冲动，如人际关系破裂	抑郁情绪产生的自杀念头，这种自杀的念头在急性压力减轻或消失后依然存在
各种症状随着压力的减轻或消失而减轻	症状不会自行好转

为了治疗抑郁症，患者需要服用抗抑郁药物或增大当前抗抑郁药的剂量，并且在当前药物效果不理想时换用其他抗抑郁药物，或者添加其他药物来增加当前抗抑郁药的功效。患者同时还需接受心理治疗。如前所述，边缘型人格障碍和重度抑郁症共病会增加患者的自杀风险。你可以带孩子去看心理医生或鼓励他们去看心理医生，但是如果他们已经成年，他们必须自己决定是否寻求治疗或帮助。

朱莉娅的女儿艾米丽 15 岁，她患有边缘型人格障碍和重度抑郁症，有时会一直待在房间里，除了上厕所，基本 24 个小时不出来。她不会和任何人说话，包括妈妈；她也不会进食或做其他事情。朱莉娅认为，如果明天女儿还是这样，她必须联系女儿的医生。艾米丽依旧如此，所以朱莉娅给艾米丽的心理医生打了电话。医生让艾米丽再次就医，决定换种抗抑郁药，并把治疗的频次增加到每周一次。

焦虑症和惊恐发作

边缘型人格障碍患者面临巨大压力时，可能会出现焦虑和惊恐的症状。诱发因素多种多样，比如孩子希望医生去度假并停诊却未能如愿，孩子报名参加学校活动却落选，或者孩子在家遇到麻烦等。焦虑经常让他们心烦意乱、紧张不安和忧心忡忡。他们搞不清为什么会焦虑。过度的担心可能会导致失眠或其他睡眠障碍。中度至重度焦虑会引起明显的身体不适，如头痛、胃痛和肠易激综合征（irritable bowel syndrome）。广泛性焦虑症（genralized anxiety disorder）患者很难集中注意力或大脑会突然一片空白。症状还可能包括易怒、心烦意乱和疲倦。

患者惊恐发作时，焦虑的黑洞会释放出巨大的力量把周遭的一切拖入其中。患者经常行为异常和表现得功能失调。他们会在一段时间内感受到恐惧，可能还会突然出现以下症状，随后会缓慢或迅速消失。

- 害怕死亡。
- 缺乏对自己的控制而发疯。
- 心跳加速或心率加快。
- 感到头晕目眩、步态不稳或晕厥。
- 出汗、发抖或震颤。
- 呼吸困难或憋喘。
- 胸痛或喉头有哽塞感。
- 恶心或肠胃不适。
- 手脚麻木和刺痛。
- 极度发冷或发热。

> **谨慎使用苯二氮卓类药物治疗焦虑症或惊恐发作**
>
> 精神科医生经常用苯二氮卓类药物治疗焦虑症和惊恐发作，如阿普唑仑（Xanax）、氯硝西泮（Klonopin）和地西泮（Valium）。这些药物容易让人上瘾。边缘型人格障碍患者可能因冲动服用，也可能会过量服用这些药物，所以它们并不适合边缘型人格障碍患者。低剂量抗精神病药物对有易怒、冲动、焦虑和偏执问题的患者可能有用。而且，药物不是唯一的解决方法。此外，使用认知行为疗法是一种积极的非药物治疗方案，可以帮助患者重新构建他们的想法，改善他们的情绪，改变他们的行为。其效果已被众多焦虑症和边缘型人格障碍患者证实。如果是轻症，患者可以尝试使用这些治疗方案，不用服药。

进食障碍

与一般人相比，边缘型人格障碍患者更易患进食障碍。有些专家认为，由于边缘型人格障碍患者有冲动和自残倾向，因此可能会存在进食问题，最终发展为进食障碍。（进食障碍也是一种自我伤害的方式，它包括拒食或自行催吐。）

尽管进食障碍种类很多，但研究显示，边缘型人格障碍患者容易患上的进食障碍大都为厌食症和贪食症。厌食症患者极度担心体重增加，一心只想变瘦，于是为了变瘦很少进食。他们对自己的形态看法扭曲：觉得镜子里的自己肥胖臃肿，哪怕外人看来已经瘦到了可怕的地步。

贪食症患者进食量大，但他们会为了控制体重采取补救行为，比如催吐、滥用泻药或过度运动等。一日数次。以下迹象可以说明你的孩子可能患有进食障碍：

- 进食行为异常，比如经常不吃饭、饭点借口开溜、餐桌前以"不饿"为由拒绝进食。
- 用餐时离开去洗手间，或者在饭后迅速消失。他们可能是去催吐。
- 暴饮暴食后导泻。（若他们在暴饮暴食后，并没有通过导泻或大量运动进行补救的话，他们可能存在患上暴食症的风险。）
- 饮食方式非常程序化，例如苹果需要分成 16 块，每口需要咀嚼 30 秒。
- 过分在意体重。
- 因为在度假或在奶奶家用餐的缘故，孩子无法控制自己的食物和饮食情况，并因此感到沮丧。
- 经常谈论食物和体重，哪怕他们已经很瘦，却自认为很胖。他们还会捏着松弛的皮肤说是"脂肪"。
- 远离朋友和社交活动。
- 进行强迫性的锻炼。
- 过分在意身材，整天的心情和感受都受称秤结果影响。他们对食物和体重的过分关注，让他们无暇顾及以前感兴趣的人和事。
- 不为人知的进食习惯。

身体可能会出现以下这些症状：

- 闭经。

- 体重波动。
- 面部、背部和手臂上长出细而密的绒毛。
- 头晕，尤其是站立时，并且一直觉得冷。
- 频繁呕吐带来的后遗症：牙齿问题（牙釉质侵蚀、蛀牙、牙齿变色和牙齿敏感），手指尖附近的关节有伤口和老茧（由催吐引起），便秘。

创伤后应激障碍和复杂性创伤后应激障碍

精神病学家、麦克莱恩医院青少年辩证行为治疗中心住院部主任布雷斯·阿圭勒在《青少年边缘型人格障碍家长指南》一书中指出，半数以上的边缘型人格障碍住院患者同时患有创伤后应激障碍。创伤后应激障碍指严重创伤给个体带来的后遗症，如性侵或其他身体攻击。美国国家心理健康研究所（National Institute of Mental Health）发布的症状如下：创伤再体验、噩梦或易受惊吓。

需要注意的是，数据显示的是住院病人中有一半患有创伤后应激障碍，这并不意味着所有的边缘型人格障碍患者中有一半会患上创伤后应激障碍。经布雷斯初步估算，大约有33%的患者在童年有创伤性经历，所以这极易引起创伤后应激障碍。业内普遍认为，孩子童年时所受的创伤是导致创伤后应激障碍的重要原因，所以作为监护人的父母肯定难辞其咎。但是，这种归责的思维方式有失公允。

长期以来，边缘型人格障碍患儿的父母都因虐童嫌疑而备受指责。事实上，许多虐童者可能是熟人（不一定是父母）或陌生人。例如，基拉·范·格尔德（Kiera Van Gelder）在回忆录《佛与边缘型人格障碍》（*The Buddha and the Borderline*）中提到，一名男性保姆虐待了她，而她的父母对此一无所知。

由于创伤后应激障碍和边缘型人格障碍的症状类似，如情绪不稳定、自我身份认同紊乱和人际关系问题等，因此患者可能存在被误诊的情况。表 3-2 列出了创伤后应激障碍和边缘型人格障碍病史中的明显区别，可作为医生诊断的依据。

表 3-2 创伤后应激障碍和边缘型人格障碍的区别

创伤后应激障碍	边缘型人格障碍
由真正或可能受到的虐待、伤害或暴力威胁引起	由生理因素和环境因素共同引起
患者拒绝社交，强烈抵制各种社会活动	人际关系不稳定，因分裂思维和害怕被抛弃的想法而加剧
自我身份认同稳定，但多为负面的	自我身份认同紊乱，自我意识不稳定
脑海中经常再现创伤性事件，或做相关噩梦和其他症状	与创伤性事件无关；负面情绪与创伤性事件关系不大
治疗的重点是治愈创伤和减少创伤记忆对情绪的影响	治疗重在减少自杀和自残，控制情绪，改善人际关系，建立更稳定的自我身份认同

自恋型人格障碍

事实上，共患两种人格障碍的情况是可能的，例如患者可能同时患有边缘型人格障碍和自恋型人格障碍。如果边缘型人格障碍患者不仅经常使唤别人、过分批评别人、将所有问题归咎于他人，而且从不反思自己的问题，从不寻求治疗，那么他患上自恋型人格障碍的概率就会很高。相反，以下类型的边缘型人格障碍患者有共病的概率较低：已经就医的患者，有自残倾向的患者，因别人的原因自责的患者。自恋型人格障碍在成年人中的发病率高于未成年人。

虽然边缘型人格障碍患者通过改变他人来改变自己的情绪，但边缘型人格障碍和自恋型人格障碍共病患者却依靠他人来建立自尊心，掩盖耻辱感。因为自恋型人格障碍患者无法靠自己实现自我价值，所以他们不仅需要从别人的钦佩、赞扬、关注、嫉妒、给予的特殊待遇、恐惧、认可、肯定、尊重、掌声中建立自我身份，还需要名人的身份和其他的特殊待遇来满足其"自恋需求"。

他们的自恋需求非常强烈。这种强烈程度就像船只倾覆那一刻，不会游泳的人为了保命奋力抓住船只一样。他们创造了一个泡沫来维护其强大、聪明、深受喜爱的赢家形象。仅在特别的情况下，深埋其内心的耻辱感才会被掀开。"自恋者受到的伤害"（例如，在社交媒体上遭到侮辱、被轻视、配偶要求离婚或选举失败）会打破这个小小生态系统的平衡。泡沫被刺破后，自恋型人格障碍患者深深地感到脆弱、羞耻和自卑。他们可能会对"伤害"自己的人予以还击或报复。

双相情感障碍 I 型和 II 型

双相情感障碍有两种形式：I 型和 II 型。双相情感障碍 I 型（以下简称双相 I 型）患者躁狂发作会持续至少 1 周或更长时间，严重时需住院治疗。在躁狂发作期间，患者感到情绪高涨和异常欣快，易被激怒和敏感。同时，他们的睡眠减少，可能整夜都无法入睡，思维奔逸。例如，他们会梦想自己可以治愈癌症和创造世界和平。当躁狂发作时，他们觉得自己才华横溢，为自己制订崇高的奋斗目标，虽然事实并非如此。他们可能会表现出神经质或紧张不安，并拒绝进食；也可能会说话滔滔不绝，漫无边际，思维也不连贯。他们冲动下会不顾危险鲁莽行事，例如发生无保护性行为、暴饮暴食、花掉或捐出大量金钱。

最终，躁狂发作被抑郁发作取代，后者通常持续两周或更长时间。这时他们语速再也不像疾驰的汽车那么快了，而是像考砸后拖着沉重的步伐回家的孩子一样慢。他们开口时，无话可说。简言之，他们表现出重度抑郁的症状：有自杀倾向、易怒、绝望，无法完成简单的任务。他们对以前的爱好丧失兴趣，并且难以集中注意力或做出决断。患者可以在抑郁发作和躁狂发作间迅速交替。间歇期，双相 I 型患者精神状态正常。

双相 I 型患者表现为典型的躁狂发作，而双相情感障碍 II 型（以下简称为双相 II 型）患者表现为抑郁发作。另外，他们表现为"轻躁狂"发作，即躁狂症持续时间短或表现较轻。患者的抑郁和轻躁狂症状可在数小时内迅速交替。轻躁狂发作也可表现为严重失眠、易被激怒、激动、焦虑和难以集中注意力。间歇期，双相 II 型患者精神状态正常。

边缘型人格障碍患者和双相情感障碍患者的共同症状：

- 存在情绪变化。
- 冲动。
- 存在极端行为。
- 存在自杀念头。
- 可能存在酒精和物质滥用风险。
- 社会关系和家庭关系复杂、不稳定。

表3-3为两类精神障碍的三大关键差异。

表3-3 边缘型人格障碍和双相情感障碍的差异

关键点	边缘型人格障碍	双相情感障碍
情绪周期	非常短，从几小时到几天	从几周到几个月
情绪周期出现的原因	取决于生活经历	与生活经历关系不大；多为内因 诱发因素可能引起发作
交替出现的情绪类型	各种情绪波动极大：嫉妒、焦虑、恐惧、爱、愤怒、沮丧等	只有抑郁和躁狂的情绪发生变化，这不同于边缘型人格障碍患者的多种情绪交替

值得庆幸的是，目前掌握的大量数据显示，双相情感障碍这种疾病可以通过心理治疗和药物成功控制，这可以大大改善患者与亲友的关系。然而，与边缘型人格障碍患者一样，双相情感障碍通常需要终身治疗，这包括药物治疗和心理治疗。有时，可能需要住院治疗。

如果你的孩子被诊断出患有双相情感障碍

据我们观察，边缘型人格障碍患儿最易被误诊为患有双相情感障碍，而双相情感障碍患儿也最易被误诊为患有边缘型人格障碍。由于情绪波动在两种疾病中都极为常见，易造成临床误诊。有时父母认为孩子的某些症状无法用双相情感障碍解释，所以不认可双相情感障碍这个诊断结果。因为诊断将决定不同的治疗方法，所以正确的诊断至关重要。

为什么医生会将其误诊为双相情感障碍?

- 首先,一些医生认为目前边缘型人格障碍没有有效的治疗方法,所以将儿童诊断为边缘型人格障碍,易给孩子"贴上标签",造成污名化。(这种想法是错误的。)
- 其次,一些医生对儿童可诊断为边缘型人格障碍并进行有效治疗的情况一无所知。

作为父母,从孩子出生那刻起,你们就无数次地观察过孩子的行为,所以你们最有发言权。你若觉得诊断有误,请一定向有经验的医生多方咨询。如果他们无视你的顾虑,依旧坚持儿童不能被诊断为边缘型人格障碍的话,请另觅良医。

物质滥用障碍

物质滥用障碍包括服用违禁药物、酗酒、误用处方药及服用其他有损身心健康的情绪控制类药物。不管药品的类型是否相同,其目的都一样:缓解边缘型人格障碍发作时患者因为情绪强烈而感受到的痛苦。然而,缓解是暂时的,成瘾却会引起一系列新问题(包括可能发生的药物过量服用),这会带来更大的痛苦和风险——不仅对边缘型人格障碍患者,对家庭成员也是如此。

当你的孩子滥用物质时,他们的治疗很难取得重大进展。治疗的过程需要学习感受这些情绪并以健康的方式管理它们。已有研究发现,物质滥用会显著延缓痊愈过程。患者服用违禁药物后,医生很难判断开具的抗抑郁药等精神科药物是否有效。此外,由于违禁药物和处方药的药效相互干扰，医生开具处方的难度就更大了。我们将在第十四章进一步讨论物质滥用问题。

注意缺陷多动障碍

边缘型人格障碍患者中注意缺陷多动障碍的发病率高出普通人群 5 倍以上。表 3 – 4 重点介绍了注意缺陷多动障碍与边缘型人格障碍和注意缺陷多动障碍共病的异同，我们不逐一罗列，只关注最明显的症状。症状因年龄而异，我们也按时间顺序罗列：从幼童到青少年。

表 3 – 4　注意缺陷多动障碍与边缘型人格障碍和
注意缺陷多动障碍共病的异同

注意缺陷多动障碍患者的症状	边缘型人格障碍和注意缺陷 多动障碍共病患者的症状
经常抖脚、扭动身体等 很少做到有始有终 聆听和记忆存在困难 组织能力差 容易分心 拖延	不能明白他人的需求 情绪不稳定 学业问题 交友/感情问题 情绪波动 生气后需要很长时间才能恢复正常

本章的主要内容

在本章中，我们没有罗列出所有可能的共病，只关注了最为常见的几种。我们希望提供的信息能帮助你判断孩子是否得到了正确的诊断。共病意味着边缘型人格障碍治疗方案会有所改动。如果可以的话，最好请一位称职的临床医生进行准确且专业的诊断和治疗。虽然你比任何人都更了解你的孩子，但你毕竟无法像专家那样进行专业且恰当的诊断和治疗。如果你的孩子同时患有这些疾病，你也做到了足够的陪伴的话，一切会好起来。要知道那些类似的患儿已经康复了，他们的父母做到了，请相信你们也可以。

本章的主要内容，请边读边记：

- 边缘型人格障碍患者存在较为常见的共病情况，例如边缘型人格障碍患者几乎同时患有抑郁症。

- 你需要确定的是，目前孩子的医生是否能同时治疗这些疾病。否则你需要更换医生。如果你的孩子还有滥用物质或进食障碍等问题，你需要寻求更多的帮助。

- 如果你的孩子有滥用物质问题，你可以在治疗好滥用物质问题后，再治疗边缘型人格障碍，也可以同时进行。边缘型人格障碍患者滥用物质通常是为了麻痹自己（让他们内心的痛苦消失），但是医生在治疗边缘型人格障碍时却需要他们审视痛苦。这一点需要引起注意。有证据显示，滥用物质带来的成瘾问题严重地影响了边缘型人格障碍患者的治疗和康复。这种影响远远大于其他共病的影响。

- 边缘型人格障碍患儿常常被误诊为双相情感障碍。一旦你了解这两种疾病，你就可以相信你的直觉。如果你觉得孩子被误诊，可以多找几位医生咨询。如果孩子同时患有边缘型人格障碍和双相情感障碍，请找专业医生进行恰当的治疗。尽管你最了解你的孩子，也不能低估医生的专业知识和方法。

第四章

治疗方案汇总和
接受治疗

克劳斯：心理治疗和药物治疗改变了我。我曾因多次自杀未遂跌入谷底，折磨着自己也折磨着亲友。我必须做出改变，否则将死路一条。于是，我接受了两个周期的辩证行为疗法治疗，现在感觉焕然一新。在冲动行事之前，我能及时叫停。我比以前更少暴怒。即使强烈的情绪可能将我淹没，它却没之前那么势不可当了。我能够不再受情绪摆布，控制好它，并思考应对办法。或许我永远摆脱不了边缘型人格障碍，但我已经学会如何更好地管理和应对它了。

治疗收到了成效！这真是激动人心的好消息，但我们还不能高兴太早，因为我们需要等待 6 ~ 12 个月才能见到成效。但只要边缘型人格障碍患者想要改变并愿意付出努力，恰当的治疗肯定能减缓发作的频率和强度，一些症状甚至会完全消失。你的孩子越努力，他们就越能从治疗中获得更多收获，并且能越快康复。

边缘型人格障碍就像慢性疾病一样，病人需要长期服药才能缓解症状。例如，痊愈的患者依旧担心被抛弃，但他们不一定会因此冲动和鲁莽行事。通过治疗，他们可以学会识别真正让人忧心的抛弃事件。比如，伴侣和朋友聚会回家晚了，这不足为据；但若伴侣提出分手，这可能意味着真正的抛弃。

　　在本章中，我们将介绍一些常见的治疗方法：药物治疗、心理治疗、住宿制治疗中心（RTC）和住院治疗等。有了这些信息，你会做出更好的决定，并帮助孩子做出选择，确定最适合他们病情的治疗方案。

边缘型人格障碍治疗方案中的常用药物

　　药物可以缓解症状（边缘型人格障碍本身不需要心理治疗）并帮助孩子更好地专注于心理治疗。但药物并不总有用，有时它会带来严重的副作用。因为儿童不会患有边缘型人格障碍的老观点妨碍儿童得到诊断，所以儿童用药方面的信息非常少。因此，本节参考了麦克莱恩医院住院部主任医生布雷斯·阿圭勒的《青少年边缘型人格障碍家长指南》一书中的信息。我们先回顾一下未成年人和成人边缘型人格障碍患者的常用药物类型及其治疗的症状：

- 抗精神病药物可以改善焦虑、偏执、愤怒和敌对情绪。它们可以降低人际关系敏感度（孩子对他人言行产生的过激反应），可以改善人际关系。这类药物也有助于缓解思维障碍。
- 抗抑郁药物缓解慢性抑郁症状，和抗精神病药物一起使用可以减少冲动及攻击行为。（冲动及攻击行为是爆发性的，程度大大超过常人眼中的"正常"范围。一旦被激发，场面失控，孩子将彻底崩溃。）
- 情绪稳定剂和抗癫痫药可以稳定情绪。它们可以显著缓解烦躁和暴怒，以及人际关系中的冲动和攻击行为。

由于篇幅原因，我们没能列出所有药物及其可能的副作用，有些副作用可能很严重。如果你的孩子已被诊断为边缘型人格障碍，医生也开具了处方药物，请一定向医生详细了解药物及其副作用。边缘型人格障碍治疗不是简单的药物治疗，只有合格的精神科医生才能权衡药物副作用和效果来决定恰当的剂量。此外，如果患者是儿童和青少年，医生必须考虑到身体发育中代谢和体重等因素，适当调整剂量。另外，虽然药剂师不能开方，却通常比大多数医生更清楚药物的副作用。每当医生给孩子开了新的处方药时，请询问以下问题：

- 这药起什么作用？
- 应该如何服用？
- 我如何判断药物是否有效？
- 最常见的副作用是什么？比较罕见的副作用是什么？如果出现这些情况我该怎么办？
- 这种药物是否在儿童身上测试过？
- 这种药物是否会与我孩子正在服用的其他药物相互作用，包括非处方药和补充剂？
- 孩子服药期间，有什么需要注意的吗？
- 药物需要多长时间才能起作用？
- 孩子可以过量服用这种药物吗？
- 如果孩子漏服，该怎么办？
- 停药有什么副作用？
- 这种药物有替代品吗？

医生开始通常会开低剂量药物以确保没有副作用，然后增加剂量，判断药物是否有效或是否产生了严重的副作用。如果药物有效，但产生了严重的副作用，或者无效，精神科医生通常会换种药，也许是不同类别的药物。但是这过程急不来，有些药物需要数周才能起作用。重要的是，你一次只尝试一种类型的新药，这样你和医生就知道哪种药物有效，或者产生什么样的副作用。如果你的孩子正在同时服用治疗其他疾病的药物，一定要告知医生。孩子的主治医生需要全面掌握孩子的用药情况。

你需要仔细记录孩子服用药物的种类、用途和计量，以及产生的副作用及其严重程度。当医生询问时，你可根据孩子的行为、情绪、运动程度、食欲或睡眠，以及副作用做相应回答。仔细记录可以帮助医生确定最佳剂量。

为孩子配药

如果孩子正处青春期，家长需要管理孩子服药。精神类药物大多强效，未成年人应由家长监督服药。尽管随着年龄的增长（家长根据实际情况判断），孩子会更值得信任。如果你认为孩子不会滥用物质的话，让他们自己管理药物。相信你们的直觉。在确保安全的情况下，帮他们一点点变得独立起来。

让孩子服药

布雷斯·阿圭勒所撰写的《青少年边缘型人格障碍家长指南》中提到，当你们双方能就以下 4 件事情达成一致时，孩子就可以自行服药了。

1. 用药的目的。

2. 用药情况管理者。

3. 了解用药说明。

4. 药物的有效性。

开诚布公地讨论以上内容是必不可少的。

标准化心理治疗方案

我们将讨论的第一个治疗方案，是针对边缘型人格障碍患者最主流的标准化疗法——辩证行为疗法。（根据情况的不同，我们还将讨论认知行为疗法。）当然还有其他治疗方案，不过它们的普及度不高。"标准化"疗法是专门针对特定疾病的，比如本书讨论的边缘型人格障碍所制订的诊疗方案。标准化的治疗方案像快餐一样，无论提供机构是否相同，内容都是一样的。

辩证行为疗法

著名心理学家玛莎·莱恩汉（Marsha Linehan）曾是边缘型人格障碍患者，她在佛学的影响下从边缘型人格障碍中康复，因此，她提出了辩证行为疗法（DBT）。辩证行为疗法的基本概念包括：

- 患者必须有动力并愿意改变。如果你的孩子这项不达标的话，最好推迟辩证行为治疗。因为治疗的工作量很大，每周需要进行两次心理治疗并完成其间的作业。如果孩子不愿意付出，治疗起不了任何作用。辩证行为治疗的费用一般较高，所以你必须确认孩子想要改变，才能投入大量时间和金钱进行治疗。

- 全然接受，无法控制的事情学会放手，不再反复苛求改变，接受现状，这种心态对于恢复必不可少。我们在第五章将深谈这个话题。

接受辩证行为治疗的患者每周至少参加两次个人治疗：一次是与治疗师面谈，一次是参与小组技能训练课程。小组技能训练课程不仅是技能的传授，还能起到正向的支持作用。辩证行为疗法由4个核心技能模块构成：核心正念技能、承受痛苦技能、情绪调节技能和人际效能技能。

1. 核心正念技能：正念存在于当下，关注你周遭发生的事情（包括你的想法和感觉），而不是沉浸在白日梦里、向前或向后看。正念对每个家庭成员都有好处，所以我们会在下一章中详细讨论。

2. 承受痛苦技能：承受痛苦，而不是让事情变得更糟。第一章里我们提到过患者自己使用的缓解痛苦的方式，那会导致恶性循环。

3. 情绪调节技能：控制负面和强烈的情绪，同时增强正面情绪。这个模块由3个部分组成：了解你的情绪，降低情感脆弱性（emotional vulnerability）和改变情绪反应方式。

4. 人际效能技能：更好地与人相处。目的是减少人际交往中的混乱局面，减少被抛弃的担忧，并鼓励其态度积极。这个模块也包含提升自信的内容。

艾尔莎：有时你会认为自己为了治疗付出了时间和金钱，但感觉没什么用，听过即忘，孩子真要实操也不容易。然而在一次线上课程中，当你无意间听到孩子的课程内容是儿童发展，主题居然是"不良童年事件和复原力"时，你立马开始担心起来，害怕这会刺激到孩子，并做好了他会随时发作的心理准备。然而，你却听到孩子犹犹豫豫地开口，分享辩证行为治疗课程中学到的某个技能，虽然非常害羞和谨小慎微，却迈出了勇敢的一步。你明白了，在某种程度上，这些技能已经慢慢地渗入到他们的骨子里了。

认知行为疗法（CBT）

认知行为疗法是一种常见的心理干预方法。辩证行为疗法力求每个治疗阶段标准化，认知行为疗法却不是。辩证行为疗法是认知行为疗法家族一个重要的成员。大多数情况下，认知行为疗法不是单独的训练，而是多种方法相结合。认知行为疗法的理论基础是，我们认知的方式会影响我们的行为方式。换句话说，我们经历了某件事情，然后通过理解并认识它产生某种想法或感受，并采取行动。

例如，如果你在学校被人取笑或欺负（事件），你可能会觉得自己很差劲或没用。如果你被欺负是有原因的（比如雀斑太多），你可能会相信雀斑是"坏的"。因此，你可能会表现得很害羞，很难交到朋友（行为）。使用认知行为疗法的治疗师会分析你的想法（假设。很糟糕，雀斑是不好的），并在潜移默化中帮助你明白，欺负你的人根本没资格评判你的价值，他们不具备审美能力。当你开始接受并认可这些道理时，你会感到更加自信和不那么害羞。行为上的改变能够让你更好地结交朋友，提升你的幸福感。

认知行为疗法的使用范围更广（几乎所有的治疗师都使用认知行为疗法），而且有时比辩证行为疗法更便宜。如果你在居住地找不到使用辩证行为疗法的治疗师，那么使用认知行为疗法的治疗师可能是你的孩子的最佳选择。

与治疗师的关系

研究表明，治疗师与患者之间的关系比治疗方法更重要。一些研究显示，这种关系是治疗见效最为重要的因素。美国心理学家协会（American Psychological Association）特别工作组发现，在成功治疗的案例中，患者和治疗师之间的关系可能与治疗方案本身同等重要，它们同时决定着治疗成功与否。然而，这并不意味着治疗师应该成为你孩子的"朋友"。治疗师会在不断实践中让孩子（或成人）学会建立不同类型的边界感，并让你的孩子感到被尊重、被认可和被理解。

折中主义治疗

"折中主义"心理治疗师一般运用多种治疗方法，形成自己独特的个人风格。你所在地区的大部分治疗师都可能采用这种方式。如果找不到专门的边缘型人格障碍治疗师，你就需要仔细评估现有的治疗师是否适合你的孩子。

我们建议先在"今日心理学"（Psychology Today）上开始搜索。它拥有庞大的数据库，可以满足非常具体的搜索要求。例如，你可以搜索你所在的州、城市或邮政编码中专注于边缘型人格障碍的治疗师。每个治疗师都有简介，包括擅长的各种治疗方案、感兴趣的领域、从业经验和照片，有时还包括他们接收的保险类型。如果你不想采用搜索引擎，你还可以采用以下方式：

- **儿科医生和内科医生。**简述你孩子感觉最痛苦和发生最频繁的行为，看看儿科医生或内科医生是否可以向你推荐精神科医生或心理治疗师。

- **当地大学**。附近的大学或学院可能提供心理学高等学位，那里的教师和管理人员或许可以向你推荐你所在地区的治疗师。

- **就近的医学院**。你可以在就近的医学院里获得有用的信息，找到收治边缘型人格障碍的精神科医生或治疗师。当你电话咨询医生时，请提及你获取信息的途径，比如医学院精神科系的推荐等。这样你更有可能和医生建立联系，哪怕他们自己无法接收，也许会向你推荐其他擅长治疗边缘型人格障碍的精神科医生。

- **社交媒体**。如果你使用社交媒体，请搜索本地边缘型人格障碍群体并加入。可以请其成员推荐。

请注意，若治疗师不擅长治疗人格障碍的话，他也可能无法有效地治疗边缘型人格障碍，有可能会让情况变得更糟。于是，我们建议组建由一名到两名成员构成的医疗团队共同治疗，可包括经验丰富的心理学家、心理治疗师或社会工作者，如果需要药物治疗的话，还应包括精神科医生。

一旦你找到一两位心仪的心理治疗师，下一步就是与他们通话。（心理治疗师可能接收来电，但精神科医生可能需要面谈。）在致电之前，你需整理好过往治疗史，可能的话，应包括曾服用过的药物、你的具体顾虑、孩子的具体行为等。有时你可能需要留言。另外，如果他们不回电，就说明他们可能不再收治新病人。如果这样的话，请致电其他人。请注意，有些热门的心理治疗师在决定收治病人之前一般不会与其通话，所以这时你就得考虑预约面诊了。

下面是你可能关心的问题：

- 你相信边缘型人格障碍患者会变得更好吗？（如果当前的治疗师不相信，请选择另一位治疗师。）

- 你有同时治疗多种疾病的相关经验吗？

- 你对使用药物有何看法？

- 孩子多久见你一次，我们可以在非预约时间联系你吗？

- 作为父母，我们需要怎么配合你？（这个问题对于未成年患者相当重要。）

这只是问题的示例。请在打电话前仔细考虑你孩子的需求，这样你就更容易找到合适的治疗师或医生了。

告知孩子病情的好处和弊端

你需要决定是否告知孩子病情。对于最了解孩子的父母而言，这是个艰难的决定。以下我们将概述其优劣之处。

因为社会上对于这种疾病存在诸多误解和污名化的情况，所以，无论你是否告诉孩子，我们都不建议你让朋友、熟人和大家庭知道。书籍、电视和电影中虚构的边缘型人格障碍患者并不真实。

但是，你确实需要支持！如果你有非常亲密的亲戚或朋友，他们会不加评价地支持你，愿意听你分享疾病的复杂性，请让他们成为你团队的一员。你也可寻求在线支持。如果你决定不告诉孩子病情，你可以向他们解释他们可能受到的影响，但不必提及边缘型人格障碍这个疾病的名称（见第五章）。

告知的好处

- **对于边缘型人格障碍患者来说，这可能是一种解脱。** 最大的好处在于，这样他们就不会自己发现患病的真相了。现在资源那么多，孩子很有可能会接触到相关信息，得出结论。通常情况下，孩子可能会感觉自己有什么不对劲，又加上可以轻易获得边缘型人格障碍的相关信息，因此诊断出自己的病情并不是件难事。此外，了解自己的病情后，他们可以松口气，因为他们不是唯一的患者，这是一种已知的疾病。他们可以从病友那里获得支持。最重要的是，他们可以接受相关治疗。有时我们不知道问题出在哪儿，我们会觉得更棘手。例如，我胸前的颤动到底是消化不良还是心脏病发作呢？

- **孩子可以从学习和陪伴中受益。**诸多网站、自助书籍、回忆录、博客、纪录片和油管视频都是以边缘型人格障碍患者的视角呈现的。孩子得知病情后，通过查阅这些资料，不仅获得了知识，还获得了陪伴，从中受益。否则，他们将一无所知。

父母不用再为此撒谎。在某个时候，或许成年后，孩子可能会得知他们患有边缘型人格障碍。非常可能的是，他们从一位新的治疗师那里知道，或者从他们的病例档案发现，或者从保险公司档案中了解，或者通过任何偶然的机会，他们会质问父母为什么从来没有告诉过他们实情。

告知孩子的弊端

- **网上存在多种污名化信息。**你的孩子得知病情后肯定会上网搜索。因为网上有很多令人沮丧和污名化的信息，所以你需要提前搜索一下。你得知道，大多数边缘型人格障碍患者觉得自己没有任何问题，他们认为都是别人的错，把自己的痛苦和憎恶都投射到他人身上，于是家庭成员便成为他们发泄的对象。当然，他们自己也因此受到了伤害，反过来，他们会觉得自己成了受害者。他们会选择在网上公开他们的故事以泄愤。

- **精神病学诊断一直在发展。**像《疾病和有关健康问题的国际统计分类》（ICD–11）和《精神障碍诊断与统计手册》（DSM–5）这样的权威书籍经常在更新数据，而我们对精神疾病及其一系列症状的了解也在定期更新。因此，精神病诊断并不像某些医学诊断那样一成不变。最重要的是，精神科医生和临床医生经常对诊断意见不一。所以，孩子现在的诊断，几年后可能会过时。

- **孩子眼中额外的好处。**孩子可以边缘型人格障碍为借口对家庭、学校或工作不负责任。

- **过度关联。**当被诊断出患有边缘型人格障碍（或任何其他障碍）时，患者很容易将行为、情绪和想法都"归因于"疾病，而这些反应可能完全是自然反应，或者完全由其他原因引起。例如，你的孩子可能会因被朋友欺骗而生气，但却把这种愤怒归因于"边缘型人格障碍"。例如，他们认为出现的情绪波动都与边缘型人格障碍有关，而实际上可能由其他心理疾病引起，例如双相情感障碍。

正如我们之前所说，你最了解你的孩子，你在了解清楚利弊之后，可以做出自己的决定。许多父母为此纠结，你只是其中一员。在以下的例子中，母亲们被问及是否会告诉正处青春期的女儿诊断结果时，她们是这么回应的。

珍妮丝：我不会告诉她的。她太年轻了，她有的是时间……

伊迪丝：我们和治疗师一起告诉了 14 岁的女儿。我们是这么说的："诊断是诊断，你是你。这个诊断不是你的标签。这个诊断只代表你的一个小部分，你的其他部分更加惹人喜爱。我们都支持你，相信你可以变得更好。而且辩证行为疗法可以让你这烦人的小部分远离你，让你变得更好。请记住，无论发生什么，我们都一样爱你。"

尼歇尔：我们一直等到女儿 19 岁时能成熟地应对了才告诉她。我觉得太早告诉她，无非是火上浇油。即使在那时，她也会为这信息纠结不已，但到了 20 岁，她终于做到了有史以来最好的自己。

马杰尔：我们和 18 岁的女儿、治疗师都沟通过。治疗师核对了边缘型人格障碍的每种症状，并询问她是否有过类似感觉、做过或想过类似的事情，然后做出了诊断。因为几年前，她曾被诊断出患有抑郁症，所以她能够接受边缘型人格障碍的诊断。

凯瑟琳：我们夫妻俩一起告诉了我们 13 岁的女儿。我们还有个 10 岁的儿子，他患有自闭症。我们跟她解释说，跟弟弟一样，她的大脑以不同的方式运转，所以看待和感受世界的方式会有所不同。不同并不意味着不好或不足，只是不同而言。我们告诉她，我们需要像她这样的人，因为如果世界上的每个人都一样，世界会很无聊。我们告诉她，我们可能会有分歧或闹矛盾，但我们爱她，我们将与她并肩前行。

赛思卡：我们并没有告诉她，因为她一旦获得诊断就会沉迷于诊

断，给自己洗脑，然后利用这些行为借题发挥，使之更
糟，获取更多关注。她曾因为贪食症、创伤后应激障碍和
焦虑症，做过同样的事。对我们来说，这是最好的决定。
如果木已成舟就会覆水难收，所以我们必须与孩子的医疗
团队提前讨论好。

安妮卡： 医生说治疗是针对症状的，所以建议我们告诉孩子她的症
状——失调，而不是疾病的名称。所以，如果你已经决定
告诉孩子，那么你必须明确说明这不是无期徒刑，这是可
以通过治疗控制的。他们必须有向好的想法。

说服孩子参加治疗课程

一旦你选择了治疗师，接下来就是劝说孩子参加治疗了。如果
他们坚决反对，你执意让他们参加治疗不会取得效果。如果他们只
是谨慎，那也是可以理解的，毕竟处理自己的情绪和审视自己身上
的恶习对任何人都不是件容易的事。如果孩子能遇到合适的治疗
师，建立信任，愿意付出的话，他们肯定可以得到改善。

那么，当孩子不愿配合，你该怎么做才能说服他们呢？你可以
这样说：

- 除了我以外，如果还有其他人可以和你交谈会不会有所
  帮助？
- 有时你看上去很不开心和悲伤。我看了很难过。也许与别
  人谈谈会对你有所帮助。
- 为什么不去试试呢？你又没什么损失，说不定还有用。
- 是的，治疗过程可能很困难。有时治疗师会要求你谈论痛

苦的事情。但如果你不谈论它们，它们会一直困扰着你，让你痛苦。或许你在治疗过程中处理了这些痛苦，它们的破坏力就会减弱。

- 如果你不喜欢这个治疗师或治疗方式，你可以试试别人。
- 很多人去看治疗师。这并不意味着你有问题。这只意味着你需要有人能帮助你解决问题。
- 很多人去接受治疗，包括名人和运动员。
- 我们将保证，治疗期间的一切是严格保密的，不会向他人透露。

如果你要说服的是成年子女，你可以尝试：

- 如果你想住在这里，我有一些要求。我会帮你找一位好的治疗师，我需要你努力配合治疗。为了确保你全情投入治疗，我希望你能同意我与你的治疗师保持频繁沟通。

行动胜于雄辩，因此你还可以：

- 自己去看心理医生，起带头作用。
- 如果孩子的某些行为在特定和可控范围内得到改善，你们可以协商暂停治疗。如果孩子的行为又有反复，他需要继续接受治疗。
- 采用家庭咨询的形式，这样的话，这种咨询就不会针对具体的"问题"成员。你也要做好解决任何问题的准备。
- 与你的孩子签订一份合同，写明他们将去参与心理治疗的具体次数，比如6次，要求他们必须全身心地参与。此后，他们将自己决定是否继续。

- 考虑在线咨询。帮助他们挑选合适的心理咨询师。
- 将孩子接受治疗视为必做之事，并在其完成后给予某种奖励。虽然这不是让他们全身心投入治疗的最好策略，但是，你必须清楚他们若能够参与其中，就已经开始克服对未知的恐惧，所以从这个角度上讲，这种做法也是可行的。

住宿制治疗中心

若儿童的行为或情绪问题无法在家庭环境中得到处理，或者其他治疗方案都不起作用，此时，家长可以选择住宿制治疗中心（RTC）。这里为有行为或情绪问题的孩子提供长期的住宿制治疗。以下介绍住宿制治疗中心的优势：

- 若孩子有自残倾向，他们待在家里并不安全。
- 孩子在家时行为夸张，这成为全家的不安全因素。
- 你不能为孩子的治疗提供安全和有帮助的环境，例如无法制定和落实行为规范。

住宿制治疗中心提供全天候护理，包括咨询和治疗，并配备训练有素的工作人员，包括精神科医生、心理学家、护士、社会工作者和心理健康辅导员。请记住，并非所有住宿制治疗中心都专注于边缘型人格障碍，它们还可能接收其他疾病患儿。

住宿制治疗中心的利弊

许多选择将孩子送到住宿制治疗中心接受治疗的父母会告诉你，这种全天候的治疗方式有好处。比如，专家将照看你的孩子并确保他们的安全。如果你的孩子能够忍受治疗的话，他们离开医院时，可能会过上更健康的生活。

住宿制治疗中心也有缺点。因为家长对孩子的治疗完全失控，不知道何时（或是否）可以见到他们，所以家长常常后悔送孩子去住宿制治疗中心治疗。有报告显示，辅导员并不了解边缘型人格障碍和所使用的治疗方案，例如他们采用极为复杂的奖惩积分系统却收不到成效。

正如选择合适的治疗师和采用合适的药物治疗一样，你需要在仔细评估住宿制治疗中心后，才能做出决定。这里有一些你需要考虑的事情［美国儿童和青少年精神病学会（American Academy of Child and Adolescent Psychiatry），2016］：

- 如果可能的话，选择你家附近或足够近的住宿制治疗中心，这样你可以定期去看望你的孩子。

- 在线了解有关住宿制治疗中心的信息。父母支持小组可能对你正在查看的治疗中心有经验，他们或许能分享经验。

- 询问住宿制治疗中心的工作人员是否治疗过患有边缘型人格障碍的儿童。如果他们主要治疗有物质滥用问题的儿童，你的孩子可能会染上一些其他恶习。

- 询问工作人员他们是否提供个人和团体治疗方案。只考虑提供此方案的机构。

- 了解该治疗中心是否同时有学习安排和治疗安排，这样孩子的学业不会落下。如果有学习安排的话，老师是否是国家认证的合格教师？

- 了解该治疗中心是否有许可证，然后与认证机构进行核对。

- 如果你的孩子愿意接受治疗，请先带他们去现场参观，搞清患者所能享有的自由程度。
- 封闭治疗中心是强制的，否则患者会逃出来。同时，封闭措施对于有自残倾向的孩子而言更安全。
- 以书面形式获得所有承诺和政策支持。
- 询问员工的资质及该治疗中心是否在雇用前对雇员进行过背景调查。
- 询问负责人关于紧急护理的一些规定，例如孩子喉咙痛或脚踝骨折等。
- 询问负责人如何定义孩子治疗成功。
- 询问员工如何管理纪律。
- 询问他们的探视政策及孩子是否可以打电话回家。
- 询问费用，并咨询你的保险公司的报销范围。

丹尼尔·S.洛贝尔医生的诊室一角

你的孩子可能觉得被抛弃或被背叛了，所以不想在住宿制治疗中心接受治疗。在短期内，你们可能会有冲突。但从长远来看，如果治疗成功的话，孩子会明白你这么做是为了他们好。事实上，如果你们选择让孩子留在家里接受家庭教育，这可能是更糟的办法。为了减少孩子从家庭治疗过渡到在住宿制治疗中心接受治疗过程中所产生的痛苦，你应尽早让孩子知道你在考虑住宿制治疗中心。你可以尽早告诉孩子你的想法，但不要让孩子觉得受到威胁。如果孩子在家治疗进行得不顺利的话，你可以将住宿制治疗方案作为一个可行的备选项。

住院治疗

只有在非常严重的情况下，我们才会考虑住院治疗方案。住院治疗的目的不是治愈疾病或带来深远的变化，而是为了保证有自杀倾向的孩子的人身安全，同时也是为了保证患者全家人的安全。住院就是为了让孩子平静下来，不因冲动造成不可挽回的伤害。住院期间，孩子将与其他心理疾病的患者一同参加小组治疗。在小组治疗课程中，他们将学习改善他们的情绪或保持心理健康的方法。他们每天都能见到心理治疗医生。工作人员会严密观察他们是否有自杀、抑郁、焦虑倾向和其他心理健康问题，并判断他们的病情是否好转、恶化或保持原样。一对一的治疗课程在住院环境中对患者没有用，因为住院是为了确保患者安全，而不是为了细究患病的细节。然而，患者在出院时通常会被转诊给一位心理治疗师。

什么时候应考虑住院治疗？当你的孩子有挥之不去的自杀倾向时，当你的孩子随时都在谋划自杀行动时，当你的孩子因为自残需就医时，你都需要考虑住院治疗。当然，如果你的孩子还患有严重的抑郁症，或者存在严重的物质滥用问题，你也需要考虑住院治疗。

保罗：我女儿 15 岁时，我让她住进儿科精神病院进行治疗。她在那里待了一年，获得了她需要的帮助，包括辩证行为治疗。我女儿现在 24 岁了。她目前的工作已经干了将近一年。现在她正准备存钱买车。她的行为发生了翻天覆地的改变。

丽莎：我的女儿安吉有极端的自残行为和自杀念头。我让她接受过各种治疗：住院治疗、住宿制治疗中心治疗和半住院式治疗。有时，她每周得接受 25 小时的治疗。有一次，她突然意识到如果不认真参与治疗的话，她将永远无法离开这里。这个事实让她改变了态度。她开始全情投入了。住院治疗帮助她适应了真实的生活。这真是太棒了。她现在好多了，我感到很高兴。近 4 个月来，她没有再自残过了。我为她感到骄傲。

本章的主要内容

每个孩子都是不同的，所以对别人奏效的治疗方法、治疗师、药物或治疗机构不见得对你的孩子有效。你得做好研究，提出问题，做好笔记。相信你的直觉！你可以做到的。请边读边记下以下要点：

治疗有效！但你的孩子必须愿意参与治疗，愿意付出努力改变自己的生活。在这个过程中，孩子需要为自己的苦难承担部分责任。这些态度的转变可能比选择哪种治疗类型更重要。如果目前治疗师的方案没有取得成效的话，你可以鼓励孩子更换治疗师。虽然，你无法控制孩子的态度，但是，你可以通过弱化不受欢迎的行为产生潜移默化的影响，稍后我们会讨论这个话题。

- 虽然治疗有效，但它不能治愈疾病。关于边缘型人格障碍是否可以治愈，业界一直存在争议。患者的症状减轻后，他们可以正常地生活、工作并拥有良好的人际关系。患者的症状可以不断得到改善，所以他们就不会被诊断为边缘型人格障碍。但正如心脏病患者恢复后仍需要健康的生活方式一样，边缘型人格障碍患者也需要格外警惕那些诱发因素。事情变得棘手时，只要他们有应对的方法，有到位的支持体系，有可靠的心理治疗师，他们就可以渡过难关。

- 关于药物治疗的诸多问题：了解它们的作用、副作用，以及它们与其他药物的相互作用。确定方案后，你需记录下孩子服药后的情况。

- 当你选择不同类型的治疗方法时，请相信你的直觉。如果你不喜欢现在的治疗师，换一个。如果你觉得可能需要去医院或住宿制治疗中心接受治疗，请开始做功课。不要等到危机出现才动手。

- 如果你送孩子去住宿制治疗中心或医院进行治疗，这并不代表你是不合格的父母。这意味着你的孩子病情加重了。而且他们不在家中的话，你也可以暂时喘口气。

- 请记住，一旦你的孩子年满 18 岁，你就不再能决定他们是否接受治疗，以及了解他们的治疗效果。你只能将心理治疗和药物治疗作为他们向你索取时的交换条件，比如以治疗为条件提供住房。但是，如果他们不愿付出努力，你最终只是在浪费时间和金钱。

第五章

父母也要保持心理健康

埃琳娜：我的女儿是边缘型人格障碍和厌食症患者，所以我觉得我应该把所有时间和精力都花在女儿身上。对我而言，做一个好妈妈和好妻子至关重要，我不能让家人失望。我从不优先考虑自己，我的需求也可以暂缓。为了白天可以在家照顾家人，我可以改上夜班。我总觉得我对女儿的病负有责任，为了忏悔，我一直这么做，直到危机爆发，我变了。

我的女儿想自杀，我眼睁睁地看着她承受巨大的痛苦。我想好了，如果女儿真的死了，我也去死。我认为，这样的话，我们俩都会好受一点。最终，我在医院里住了三周。因为我一直认为我在家里扮演着不可或缺的角色，这三周对我而言相当难熬。

我的心理医生却告诉我，我的付出已经超出了自己的承受能力，我老想从空水杯里倒出水来，所以筋疲力尽。他坚持认为关爱自我才是重中之重。后来，我花了些时间才逐渐接受了这种观点，我渐渐认识到我的心理健康也很重要。于是，我做普拉提、去游泳和做冥想，接受心理治疗，约朋友喝咖啡。我不再因为自己需要帮助而感到内疚。我花时间去爱自己。因为我已经艰难地认识到，如果我不这样做，我将会面临更可怕的事。

你能打开这本书，意味着你珍爱你的孩子，你懂你的孩子。他们患有的边缘型人格障碍折磨着他们，让他们内心非常痛苦。看着你所爱的孩子身体或精神上经受痛苦，你迫切希望有个魔法咒语，能让你代他们承受痛苦。然而你的爱改变不了这个事实，那就是抚养边缘型人格障碍患儿需要付出巨大代价。它会带来不适、愤怒、沮丧、悲伤和痛苦，并给整个家庭带来沉重的打击。整个家庭会因此不堪重负、分崩离析，父母也难逃一劫。

当父母不再围着边缘型人格障碍患儿团团转，愿意为保持自己的心理健康做出努力时，家庭关系才会更稳固。为了做到这一点，你需要学习和运用在第七章到第九章中学到的沟通技巧和育儿方法，还有其他章节中的方法。当然有些父母可能把两者兼顾得很好（他们越了解边缘型人格障碍，其感觉就会越好），而有更多的父母艰难地涉水前行或者被淹没在深水区。有的父母甚至在某个瞬间产生了自杀的念头。有的父母在孩子未成年前透支地付出，在孩子成年后再也不想与他们联系。

如果你曾经坐过飞机，你就知道在紧急情况下，你应先给自己戴上氧气面罩然后再帮助他人戴上氧气面罩。你有没有想过为什么？因为如果你先帮助别人，你很可能在途中就遇到氧气耗尽的情况，这样一来，你不仅无法帮助别人，连自己都顾不上了。养育边缘型人格障碍患儿就跟在飞机上遇到紧急情况类似。在这种情况下，吸氧代表着你要为自己花一些时间，而不至于能量耗尽而昏倒，这样重新装满能量后，你就能再次出发。

你觉得自己没时间？一定要腾出时间。到目前为止，你是孩子康复中最重要的组成部分。不仅如此，你还是他们在这个世界上最重要的人。如果你一味地给予而没有获得任何回报（或获得的只是敌意），你会很难从孩子那里得到快乐，自己也会更加痛苦。你会耗尽同情心，感到筋疲力尽。这都源于你没有给自己足够的关注。你的孩子如此敏感，连停车计时器拒收硬币，都会觉得自己被拒而难过。他们自然会感受得到你对他们的付出，已经耗尽了所有的能量和对他们的怜悯。

在本章中，我们将讨论父母在养育边缘型人格障碍患儿过程中可能遭遇的主要心理健康问题：创伤、痛苦和压力。然后将讨论三个处理措施：寻求治疗师的帮助，学会全然接纳，学会更多的应对方式。最后，我们将向你介绍一些技巧减少你在养育患儿时产生的创伤、痛苦和压力。

创伤

如果你目睹孩子自残、扬言自杀或自杀未遂的过程，或者你就是孩子冲动、攻击和发怒的对象的话，你很可能会患上复杂性创伤后应激障碍。复杂性创伤后应激障碍与创伤后应激障碍相似，不同的是，它是由多年来小事件叠加引起的（如家庭暴力），而不仅由一次创伤性事件（如车祸）引起的。

坦尼娅：我为孩子的所作所为感到羞耻，所以我不想再与外界有接触。我感到极为难过并胆战心惊。我只能上班回家两点一线。我不知道如果家里有客人来会发生什么意外，所以我总是有意避开朋友。我的精神和情感已经枯竭，唯一想做的就是大叫。

肯：很明显，发生的一切给我带来了巨大的创伤。我为之耗尽了我的所有力气。我频繁地惊恐发作，并开始服用处方药。

弗兰：16岁的女儿要么在没有任何预兆的情况下自杀，要么严重毁坏我们的住所，这都给家庭成员带来严重伤害。我们不得不请警察约束她的行为，这样才能避免被她长长的指甲挠伤、抓伤或划伤。我们当然爱她，但这种爱和恐惧如影相随。

塔米：我们总是忧心忡忡，担心儿子的情绪一上来，后果将不堪设想。这让我们时刻都处于高度警觉状态。我们夫妻俩长期失眠，我还患上了高血压。

德尔菲娜：我跟心理医生说，自己的孩子一直虐待我，可我却没办法抽身离开。要是换了别人，我肯定无法忍受。

创伤会对我们大脑中负责记忆和应对压力的区域产生影响。正因为如此，不仅是为了你自己，同时也是为了家里的其他孩子，你都需要积极应对创伤。

这些迹象说明你可能正在经历创伤

创伤的影响可能是微妙的、潜在的或摧毁性的。身体和精神同时遭到持续的不良影响。你可以参考以下症状，帮助判断自己是否在经历创伤。你可能出现以下一种或多种症状，程度有所差异。

创伤的情绪症状	创伤的身体症状
● 否认	● 头痛
● 愤怒	● 消化系统症状
● 恐惧	● 疲劳
● 悲伤	● 心跳加速
● 羞耻	● 出汗
● 困惑	● 记忆力下降
● 焦虑	● 睡眠不足
● 沮丧	● 难以集中注意力
● 麻木	● 感到紧张
● 过激反应	● 高度警觉（如履薄冰时，大脑会
● 内疚	释放出一种名为皮质醇的压力激
● 绝望	素，给身体带来伤害，时间一长，
● 易怒	会引起不同程度的身体或精神
	疾病）

请记住，这些症状是对异常情况的正常反应。所以，如果你有以上任何身体和情绪上的症状，请善待自己。

痛苦

如果孩子不幸离世，家人、朋友和社区会体谅父母失去孩子的痛苦。但父母因为养育患有精神疾病的孩子，会失去诸多常人该有的幸福，可这种痛却得不到任何慰藉。而且，他们也不一定会为此去看心理医生。你看，你的痛苦正在悄悄地积蓄，让事情越来越糟。

一位母亲说："压力和创伤总在脑子里挥之不去，但痛苦却往往藏在容易被忽视的角落。这种痛苦是沉重的，潜伏在大脑的边缘。我以为它消失了就没管它，但它却像一块大石头重重地堵在我的胸口。痛苦一直潜伏着，会在不经意间闪现，可能是我清晨醒来的那一刻，也可能是我看到别人晒娃的那一刻。但随着时间的推移它会变好，我一直有信心！"

这种情况下，让父母感到痛苦的原因大致分为两类：为患儿感到痛苦，以及为自己和家人感到痛苦。

为患儿感到痛苦

- **孩子永远无法像父母期待的那样生活，因此父母为他们感到难过。**"我的孩子可能永远无法正常地结婚生子。没有毕业舞会，没有朋友，也没有足球比赛。"

- **对于一些父母而言，当他们反复回忆孩子发病前后判若两人时，他们的痛苦常常涌上心头。**"那个可爱的小男孩怎么了？看着老照片眼泪流了下来。我爱他，但他却犯罪了，跟坏人厮混。"

- **因为孩子痛苦，父母也痛苦。**"我觉得她永远不会明白真正的快乐、幸福或拥有同理心。为了能赶走她心中那个黑暗的魔鬼，我愿意付出任何代价。可我什么都做不了，只能看着她受苦。"

- **孩子无法发挥他们的才能和潜力，父母因此而难过。**"他实力不俗，原本可以成为一位杰出的音乐家。他原本期待去世界各地和所有一流的管弦乐队一起演奏协奏曲。但他永远都无法去奥柏林音乐学院（Oberlin Conservatory）了。我需要时间才能慢慢接受这个事实，那就是不管我感受到多大的痛苦，事实也不会因此改变。我唯一能做的就是调整我的预期，帮助他找到务实的新目标，并为之努力。"

为自己和家人感到痛苦

- **为自己的家庭生活感到痛苦。**"作为妈妈，我的'角色'扮演得如此差劲，这让我很痛苦。虽然我对家人寄予厚望，希望两个儿子能成为朋友，而不是一个破口大骂、野蛮无理，另一个却躲在自己房间、与其他人保持距离。我还记得孩子在学习驾驶和讨论宵禁时，满脸的兴奋和喜悦。那是多么美好的回忆。可我却一次又一次地失去了他。剩下的只有无尽的绝望、无限的痛苦和付诸东流的爱。"

- **因为父母无法过上自己想要的生活，所以感到痛苦。**"我有一些自私的想法，比如我希望退休后能和丈夫一起环游世界，或者我们希望孩子能一直和我们住在一起，但这都不可能了，我感到很痛苦。""我们一旦失去家人、朋友，失去内心的宁静，我们会很痛苦。她的病多少对我有影响。但正如大家所说，病情确实会随着时间的推移而改善，尽管它不可能消失得一干二净。"

- **父母永远无法以自己期待的方式和孩子们相处，所以为此感到痛苦。**"这一年来我哭过无数次，现在我已经坦然接受我们之间的关系。尽管这不是我所期望的样子，但它仍然让我踏实。"

处理痛苦

如果你也有同感，看看下面的任何一种办法是否对你有帮助：

- 进行哀伤咨询（grief counselling）：父母大都认为哀伤咨询有用。
- 确认你内心的痛苦，并给自己时间和空间去感受它。
- 调整预期，帮助孩子朝着新的方向努力，设定更符合实际的目标。
- 与值得信赖的亲友交谈。在网上与边缘型人格障碍支持社区中的患儿父母取得联系。
- 积极为边缘型人格障碍患儿发声，带来改变。
- 不要因为自己的痛苦情绪而感到羞耻。你的痛苦和孩子的痛苦都需要被看到。不要责备自己的痛苦，这只会让事情变得更糟。
- 请记住，每个人都会有痛苦的时候，每个人都有自己的节奏。对自己要有耐心。
- 了解抑郁症的早期迹象，若有需要应及时就医。
- 尽可能照顾好自己。

压力

当你养育边缘型人格障碍患儿时，压力一路相随。刚刚发生的事情、正在发生的事情或者即将发生的事情都可能成为原因，这个谁都说不准。当沉重的压力突然来袭时，有时它像个潜伏者，有时像个冒失鬼。面对压力，你的身体会释放出化学物质，决定着你将"战或逃"（这叫作"压力导致的应激反应"）。反应是暂时的。一旦你击退或逃离潜伏者或冒失鬼，压力就会消失。

但是，当你的孩子患上边缘型人格障碍时，谁也说不准会出什么意外。你高度警觉，时刻如履薄冰。你处在持续的压力应激反应状态下。如果压力应激激素皮质醇长期存在血液中，它可能引起或加剧与压力相关的疾病，如心脏病、肥胖症、糖尿病、抑郁症、焦虑、免疫系统抑制、头痛、背部和颈部疼痛、睡眠问题等。

与创伤一样，压力的症状有两种：身体上的和精神上的。以下内容你可能很熟悉：

压力的精神症状

- 抑郁或焦虑。
- 愤怒、易怒或不安。
- 感到不知所措、没有动力或注意力不集中。
- 持续心情不好或情绪激动。
- 睡眠过多或过少。
- 思绪万千或持续担忧。
- 记忆力或注意力出现问题。
- 做出错误的决定。

压力的身体症状

- 肌肉紧绷。
- 头痛。
- 肌肉或骨骼出现问题。
- 暴饮暴食或厌食。
- 便秘或腹泻。
- 恶心或呕吐。
- 经常生病。

- 减少性欲或阳痿。
- 心率和血压的变化。
- 动脉炎症，导致心血管问题。
- 沉迷于旨在减轻压力的事物，例如药物、酒精、烟草、性、赌博或游戏——任何让人麻木的东西。

你需要治疗师的帮助

好消息是，与边缘型人格障碍不同，关于创伤性应激有大量长期研究可供参考。我们知道该如何干预以减少其影响，比如可以从接受心理治疗开始。我们发现，愿意接受心理治疗的父母信心更足，也更健康。这意味着，他们能找到更好的养育方式。

贝丝：因为养育患儿给我带来的问题，加上照顾者复杂性创伤后应激障碍，我开始去看心理医生。当我对孩子的感受得到认可时，我就不再那么无助了。以前当我提起孩子的行为时，我总能听到这样的回复"青春期的孩子就是这个样子"，这让我很无助。此外，治疗师让我不要再为女儿的问题过分纠结，暂时不要去想她，而是去接受她，甚至学会预测将要发生的事情。

拉内尔：治疗师让我明白了一件重要的事情，那就是我把自己弄得非常狼狈。她教我划定界限，区分出何时给予帮助，何时放手让她独立。

斯科特：接受治疗对我来说是最好的自我疗伤方式。她帮我划定界限，聆听我内心的批评声音，并肯定我为孩子做的每一次努力。这让我真正意识到，不管我有多担心她，给她多大的压力，我都无法控制她的所作所为。

　　卡莉：有些话我不能跟孩子说，但我却可以跟治疗师说。这样的宣泄和吐槽，让我不再纠结。治疗后，我能正确看待很多事情。

　　治疗师为我出谋划策，这对我们母女都有帮助。

你可以在第四章中找到有关寻找治疗师的相关信息。

全然接纳

　　和接受治疗一样，父母若能全然接纳孩子，也可以缓解创伤和压力。什么是全然接纳？完全接纳孩子的方方面面。研究者玛莎·莱恩汉创立了辩证行为疗法，通过仔细观察人们对不幸遭遇的反应，将其分为四大类：

1. **试图改变情况**。例如，假设你的孩子有音乐会的门票，但碰巧那天晚上他必须上班，那他首先会尝试与其他人换班或晚上请假——也就是说，改变情况。

2. **试图改变对情况的看法**。如果他们不能换班或晚上请假，他们想到那晚打工可以挣到的工钱也会觉得不错。孩子觉得如果实在无法改变，就没必要为之烦恼了，倒不如听听新下载的音乐。

3. **继续痛苦**。演唱会后的两周内，你的孩子见人就吐槽这件事。这件事成了他们人生中糟糕的一件事。

4. **接受情况而不加评论**。你的孩子不能去音乐会。虽然他们希望去，但其实他们心里也清楚，哪怕真去了也不见得会给生活带来什么实质性的变化。音乐会很有可能也是白费了，或许他们会和朋友醉醺醺地开着车回家，说不定还会发生车祸。再说了，类似的音乐会还有很多，没什么大不了的。

一般情况下，人精神失常时会反复做同一件事情，期待产生不同的结果。所以，只有当你不再因为现实和希望的距离甚远而捶胸顿足时，你才能做到全然接纳。

全然接纳并不意味着：

- 享受实际情况。
- 赞同实际情况。
- 为此感到高兴。
- 原谅错怪你的人。

在进一步了解全然接纳之前，我们先向你介绍一下希望哲学。这个比喻形容的对象是成年伴侣，而不是儿童。但它现在可以完美解释拥有成年子女的家长的心情。你的成年子女长期以来没有任何改进，可是如果用希望哲学来思考，你可能会感觉好点。（大概三分之一的家长就是这么做的。）这种希望——或许某一天孩子会自然而然地好起来——总存于父母心中，尽管他们所看到的事实往往与希望相反。当然，如果孩子正在通过治疗学习、成长，寻找适合自己的方式的话，家长就不再需要这种哲学了，因为这些行为本身就表明孩子有恢复的潜力。

"鲶鱼"带来的希望

鲶鱼秀是以真实故事为基础的综艺纪实节目，以网恋为主题。

"鲶鱼"指的是在社交媒体上伪造身份的人，他们引诱毫无戒心的"恋爱对象"坠入爱河。在每一集中，该节目的主持人都会根据一位网恋者的要求去调查"鲶鱼"的真实身份。几乎在每季结束时，所有的网恋者都会发现，那个他们见不着的恋人，那个爱意浓浓的情人，原来是个大骗子，他们被真相击垮，号啕大哭。

对于大多数网恋者而言，他们"关系"中的危险信号无处不在。例如，在五年的网恋过程中，网恋对象都不想见面或都没打过一通电话，这足以说明他们在撒谎。每个网恋者内心深处都深知这一点，只是他们总希望这个人真实存在。他们已经规划好了这段恋情。所以，他们不能接受这段恋情可能会出错，故错过或忽略了大多数人认为的危险信号。因为他们对这段关系抱有极大期望，所以相信鲶鱼的每一个借口，相信这是真的。

在真相大白之后，网恋者非常痛苦和愤怒。起初，他们是对"鲶鱼"生气。但当他们最终从恍惚中走出来时，他们才回想起当初自己愿意相信谎言的原因。大家会说："别信这个人，但我还是不管不顾地信了。"这就是他们对"鲶鱼"心存希望的实质：我虽然看起来不起眼，但我是个幸运儿，可以过上幸福的生活。边缘型人格障碍患儿的家庭成员都有这样的幻想，但最终却被现实无情地伤害了。

> 我非常沮丧和悲伤。我一直接受不了我儿子患有边缘型人格障碍的事实。我一直逼自己接受这个事实。我一直告诉自己，如果我帮他处理好善后问题，他会成长、会变好。我给了他很多积极的反馈和支持。然而，他继续与女人厮混，并导致对方意外怀孕，而他根本无法担起责任，甚至连面都见不上。他在酒吧里打架，被送去医院，管医生索要止痛药。我觉得他

到哪儿都会找医生给他开止疼药。而他的财务状况也永远是一团糟——破产、判决、借高利贷。我们夫妻俩已经帮他还清了数万美元贷款，可是换来的只是一次又一次地重蹈覆辙。因为他把我们夫妻俩的信息填在了表格里，所以我们不停地收到收款机构的电话。我们一直期待着他吸取教训和洗心革面。但到目前为止他并没有如我们期待的那样变好。我开始怀疑他可能根本就不想去改变。

放弃 "鲶鱼" 带来的希望

全然接纳指的是，你不是满怀希望地看待这一切，而是以一个公正的旁观者视角来做出判断，通过回顾过往，了解原因，平静地看待事物的本质。一旦你可以从根本上接受某个事实，就可以采取适当的行动。

真相：你女儿有边缘型人格障碍，至少现在是这样。不要指望她用合乎逻辑的方式做事，就像你不能指望一个 2 岁的孩子组装书柜一样。

最终的结果：你将不能再否认事实，并学习做一名边缘型人格障碍患儿的父母。只有全然接纳，你才会静下心来去了解和学习关于这种疾病的相关知识。

真相：你儿子说他会搬出去，但一年内都没有动静。他在家里拥有自己的房间、免费的伙食、打扫和洗衣服务，当然愿意一直住在家里。事实是，搬出去住意味着一切都得他自己搞定，你儿子是绝对不会搬家的。

最终的结果：这是你的房子，所以你可以制定规则。你可以收取房费和伙食费，不提供免费打扫和洗衣服务。如果你不能彻底接受这个事实的话，你的儿子会一直和你们住在一起。

如果我们痛斥现实并与其抗争，我们会备受折磨，所以，我们倒不如接受这狰狞的现实。换句话说，折磨是一种我们面对自己痛苦的感受。如果我们接受这可怕的现实，无论有多可怕，我们都可以避免折磨。这是全然接纳。痛苦是不可避免的，折磨却是可选的。如果我们拒绝全盘接受，我们会继续痛苦。（记得之前玛莎·莱恩汉提到的第三种反应类型吗？）每当危机不请自来时，我们就会感到失望和痛苦。如果我们选择接受现实而不是继续痛斥它，会不会不同呢？

玛格丽特：我的女儿无法按照我期待的方式生活，我学会完全接受这个事实，并因此感到自豪。有时她无缘无故跟我生气，所以就一个月不给我回电话来惩罚我。通常我会觉得受伤、愤怒和沮丧。但当我全然接纳她处理冲突的方式后，我就不会因为她的老样子而失望了。当我全然接纳她后，我就对自己说："刚刚发生的事不会再折磨我。"这让我不再觉得自己受到伤害。

你可能想知道自己怎样才能全然接纳这个事实呢？你如何完完全全地接受这个反复自残并扬言自杀的女儿呢？就像我们学会接纳其他事物一样。比如，人们有时得接受他们或家人患有绝症、去前线作战，或者父母被驱逐出境无法再次相见的现状。

里奥：全然接受并不是要看到事物好的一面或保持积极乐观，而是要看到事物本来的样子，接受这个存在的事实，并且，有时，能在丑中发现美，能在黑暗中看到微弱的光芒。

黛丝媞妮：学习全然接受就像学习消除焦虑一样。操作步骤相对容易，但要完全掌握就困难多了。我需要练习很久才能真正掌握窍门，可一旦掌握了，我就再也不想用以前的方式了。这感觉刚开始时会很奇怪和陌生。我必须记住，窍门在于接受一切发生的事情。今天，全然接纳和正念帮助我活在当下，活出真正的自我。

你不可能一下子完全接受一切。你必须从小事做起。你可以把全然接纳想象成一条设有多个出入口的高速公路。你希望能走高速公路，但随后你被拒绝，于是不得不开到匝道上，这让你感到悲伤、愤怒或者别的。但只要你准备好，你可以再次驶回高速公路，可以多次上下匝道，体会这个过程，而不是要到达终点。坚持驶上高速公路就能继续练习。

苏菲：练习全然接纳改变了我。你不见得会喜欢它，但对于你无法改变的东西，例如我们的过去，全然接纳是个不错的选择。

更多的应对方式

除了我们刚刚介绍的三种方式之外，你还可以学习更多的方式来应对压力、痛苦和创伤。我们在此介绍两种：正念冥想和自我同情。我们选择正念冥想是因为大量研究都推崇这种方式，而且很多患儿的父母经常把它当作有用的应对方式。我们选择自我同情，是因为只有你能爱那个不完美的自己，才能爱那个不完美的孩子。

正念冥想

正念是不带评判的意识。它包括意识到自己的情绪、身体的感觉，以及你目前做的事情，同时不做任何评判。正念的反面通常被称为"猴子思维"（monkey mind）。这意味着你的大脑每天会被各种各样的问题困扰：工作中的问题，边缘型人格障碍患儿的问题，午餐的问题，去哪里的问题，等等。

更多可靠的改进办法

减少生活中的创伤、痛苦和压力的更多方法有：

进行艺术和其他创造性活动：只需 45 分钟的创造性活动就可以减轻压力，并让你暂时忘记你的烦恼。例如，画图、编织、种植、跳舞或做蜡染。

整理：混乱会让你感受到压力、焦虑和沮丧；整理可以帮助你提高注意力、专注于信息处理和提高生产效率。这也是一种很好的锻炼，可以带来成就感。

锻炼：身体动一动可以改善情绪、睡眠和从事日常活动的能力。运动可以增加能量，增加趣味，改善健康状况和疾病，改善你的性生活。去做你爱做的事情吧！

友谊：亲密友人关系可以增加你的归属感和目标感，增加幸福感，减轻压力，提高自信和自我价值。他们可以帮助你应对创伤，改变不健康的生活方式。不要因为孩子的原因孤立自己。孩子的行为不能说明父母是否称职，你回避交往的人或许能给予你支持。你可以不在家里与朋友见面。

通常男人的友谊是建立在共事的基础上的，所以找朋友聊

天是很困难的。男人可能爱冒险，找到高中、单位或大学里最好的朋友真心交谈吧。你需要让朋友明白，他们不需要担心如何解决问题，只需要倾听和保密，这样你们就可以从敞开心扉的交谈中获益了。

感恩：花点时间想想生活中积极的事情，而不是沉思消极。这是一件能够带来幸福的好事情。

自然：若你每周花两个小时在大自然中，你的精神和身体状况将得到改善（步行的话）。你可以去树林里散步，去公园游玩，在城市道路上远距离骑行。聆听大自然的声音也可以产生类似的效果。

你可以将正念作为一种冥想形式进行练习，其中包括安静地坐着，深呼吸，专注于现在。例如，当你心里想着今晚聚会需要制作的生日蛋糕时，把这个想法想成一朵云，让它飘过。回到冥想，继续专注于当下。专注于你的呼吸，呼气和吸气。当其他想法出现时（孩子，我真的不擅长这个），继续让它们漂浮吧。这需要练习。

让我们尝试慈悲冥想（loving-kindness meditation）。这是一种不受时间限制的正念练习方法，是由正念导师杰克·康菲尔德（Jack Kornfield）开创的。

1. 在安静、私密的地方坐在椅子上，进行腹式呼吸。进入深度呼吸，经横膈呼进呼出。专注于此刻，让其他一切都消失：你的负担，你的问题，等等。想象阳光像蜂蜜一样流过你的头顶，继续向下穿行，洒落在你的面部肌肉和颈部，放松身体的每个部位，最后到达脚趾。

2. 闭上眼睛。回想你爱人的脸庞，不论他们是否在世。唤醒爱与慈悲，让它们在你的身体里流淌。想象你身边的某人向你表达他（她）的爱。在你的脑海里重复念叨，愿慈爱包围着你。愿身、心、意都好。愿你安心和快乐。（你明白了。你完全可以编写自己的脚本。）

3. 现在想象出一张自画像，有能力和信心应对任何棘手的事情。重复这些话：愿慈爱包围着你。愿身、心、意都好。愿我安心和快乐。（有些父母发现他们很难想象自己能得到爱。如果日子很艰难，请从小处着手。希望你的今天是美好的，然后每天进步一点点。）

4. 想想你的孩子并用他们的名字重复以上的话。

5. 想想别人，用他们的名字重复以上的话。如果你很大胆，当想到你不喜欢的人时，尝试这一步。祝他们一切顺利。之后你可能会感觉好多了。

6. 睁开眼睛，回到现实。你可以每天进行一次慈悲冥想，并在日记中记录你的情绪，看看它的作用。可能你会为之惊讶。

我衷心地建议你每天至少花五分钟时间进行某种形式的冥想。冥想可以极大地改善你的心境。研究显示，正念冥想可以让你避免纠结，减少敏感情绪，可以增强工作记忆，提高注意力。它还可以让你更加灵活地思考，助你建立满意的人际关系。也有报道证实，正念冥想还有助于缓解压力、失眠、焦虑、疼痛、抑郁和高血压。

乔治亚：慈悲冥想帮助我真正做到了以善良慈爱的方式对待我的女儿，我相信她也感受到了这一点。最大的变化是我不再反复询问："你能打扫你的房间吗？几点上班？你可以清理一下猫砂吗？"我的问题都是在安排事情，并没有心灵交流。现在我坐下来倾听并思考她内心的感受，正如所有专家建议的那样。

自我同情

当你犯了错，你的内心是否有个声音在数落你？在你内心深处是否住着一个评判官？他会说"看吧，你做不到的"，或者"你太蠢了"，或者"你永远都无法得到你想要的"。与旁人的评头论足相比，你心中的那个评判官会带给你伤害吗？是的。

自我同情的本质是，像善待遇到困难的好友一样善待自己。自我同情会让我们把批评的声音抛在脑后。当我们练习自我同情时，我们会跟自己说："没有人是完美的，要对自己温柔些，当不能如愿时，我们要明白这并不是自己的错。"每个善待自己的人都明白，每个人都会有觉得自己不够好的时候，这是正常的。

如果你不能接受自己的不完美，你怎么能接受周围人的不完美——尤其是你的孩子？不仅如此，心里的评判官并不会鼓励我们进步，而是像外人一样刁难怪罪我们，让我们的世界支离破碎。即使感觉很难开头，你也要学着善待自己。因为当你养育患有边缘型人格障碍的孩子时，你比我们大多数人都更需要爱。你必须要善待自己、爱自己。

寻找帮手

当你养育边缘型人格障碍患儿时，你更需要他人的帮助。如果你有配偶，给他安排一些不涉及养育的任务，确保不会对你的养育计划有过多的干涉——你不想再养育一个巨婴。你需要获得实际的帮助，例如跑腿、做饭、获得情感支持。你需要专业人士的帮助，比如法律援助或学校合作。

本章的主要内容

本章讨论了自我关爱的重要话题。边缘型人格障碍患儿的父母常常忘记照顾好自己的重要性。这样的话，他们的养育过程会更艰难。以下是本章的关键点：

- 你需要先帮助自己，才能帮助孩子。有时你得把自己放在第一位，否则，你无法对孩子好。

- 当你接受无法改变的事情，即本来的样子时，你就不用为改变这一切而绞尽脑汁了，也不用怪罪到自己头上。同时，你将有很多时间和精力来关爱自己。

- 作为患儿的父母，你必须处理的三大情绪问题是创伤、痛苦和压力。你可以寻找心理医生，练习全然接纳，并正视失去带给你的痛苦。这些都能帮到你。

- 随着时间的推移，慈悲冥想（以及一般的正念冥想）将成为你最好的新朋友，与你同行。

- 善待身处困境的自己就像你善待身处困境的朋友一样。善待自己就像你善待他人一样。

第六章

边缘型人格障碍对整个家庭的影响

像酗酒一样，人格障碍影响的是一个家庭。当家里有人酗酒，家里每个人的生活都会被酗酒搅得一团糟。同样，当家庭有边缘型人格障碍患者时，家里的一切都受到他们情绪、欲望、行为的影响。

当我们的女儿搬出去住后，家里突然有了好多空间。我们可以轻松地待在客厅或者看看电视，这种感觉很奇怪。以前她在时，我们总是绞尽脑汁不要惹恼她——餐桌边怎么做，洗澡的顺序怎么安排，甚至是公路旅行怎么计划都得按照她的喜好来。

研究发现，边缘型人格障碍患者的家人（主要是父母）都会遇到以下问题：

- 心里不舒服。
- 巨大的痛苦。
- 来自外界的羞辱。
- 财务压力。

- 婚姻不和。
- 养育困难。
- 感到不知所措。
- 感觉无法应对。
- 因压力感到筋疲力尽。
- 感到被贬低和无助。

研究还发现：

- 边缘型人格障碍患者的家庭成员所承受的负担大于其他精神障碍患者的家庭成员。
- 精神科医生对边缘型人格障碍患者持消极观点。
- 边缘型人格障碍患者的家庭成员在就医过程中可能会遭到歧视或面临挑战，这也加重了他们的负担。

边缘型人格障碍患者的家庭成员的负担是真实存在的。例如，临床心理学家克里斯塔琳·沙特－佩德诺（Kristalyn Salters-Pedneault）指出临床医生严重依赖家庭成员来帮助其管理边缘型人格障碍患者。家庭成员需帮助制订治疗计划（有许多临床医生和不同级别的护理），监测疾病对患儿每天生活的影响，帮助患儿服药并预约心理医生按时就诊。这个疾病不仅仅对患儿的照看者产生负面影响，带来的巨大压力甚至创伤对整个家庭也是如此。

看着患者的家庭成员遭受痛苦、企图自杀或实际自杀，威胁伤害自己或实际伤害自己，破坏物品或房屋，本身就会带来巨大的压力和创伤。佩德诺认为，如果我们亲眼见证了这些高风险行为，我们会受到非常严重的心理创伤。事实也是如此，受访的许多患儿父母都患有创伤后应激障碍。

在我们深入讨论其影响前，或许你已经感到不知所措了。但当你读下去，你会发现下面的内容可以帮助你管理这种压力。例如，你将学会如何减少争吵，改进规范行为的方式，减少你的恐惧和内疚。此外，上一章已经提到，养成同情自己的习惯是改善生活和感受的一个重要方面。你特别需要自我同情，这种迫切程度就像从飞机上跳下来必须要降落伞一样高。即便你认为这不重要或实在没时间，也要将某种形式的自我同情加入到日常计划中。否则，你将耗尽精力，没有任何东西可以给孩子。

以下是关于边缘型人格障碍对家庭产生的主要负面影响，包括对患者的婚姻的直接影响。我们还会关注如何应对别人对你和你的孩子的看法，讨论戏剧三角和避免方法。

家庭

克劳迪娅：我们的家就像一个战场。即使我知道他们的痛苦让他们不得不这么做，频繁的喊叫和暴力行为依旧会影响我的幸福感，从而降低我处理事情的基本能力。我们真的不知道每天的日子是怎么过的。

斯坦：与精神病患儿一起生活了 5 年，我再也无法静下心来工作、经营婚姻、和其他孩子共度美好时光了，有时甚至和我妻子交谈都成为奢望。我很震惊。

吉尔：孩子给家庭带来破坏性影响，但我们无处可逃。家本来是一个让我们觉得非常安全的地方，可现在这里感觉就像个战场。我还能做什么呢？

这听起来虽然有点不可思议，但我们依旧建议你努力让自己快乐，而不能因为你的孩子不快乐就认为你没理由快乐。因为，同孩子一起跳上情绪过山车，并不能让你成为更好的父母。恰恰相反，这会让你成为更糟的父母。他们生气、悲伤或高兴，并不意味着你也得和他们同步。面对沮丧情绪的超强传染力，你们往往需要加倍努力才能置身事外。

你的工作是稳定情绪、过得幸福、关爱你的其他孩子和努力经营你的婚姻（我们的意思是做点别的事情，而不是谈论你患有边缘型人格障碍的孩子）。你的生活要充实，哪怕边缘型人格障碍也是生活的一部分。每个家庭成员都要如此。你不要因为孩子不快乐，就为自己的快乐感到内疚。

这本书将提供多种方法帮助你的孩子。你可能要花数年时间学习和实施这些育儿策略，但如果你生活中的一切——家庭、婚姻、工作都一团糟，这些策略就白学了。你的情绪状态越好，你就越能更好地养育包括患儿在内的所有孩子；你为婚姻付出的越多，你的生活也会越好。

兄弟姐妹

可想而知，与患有边缘型人格障碍的兄弟姐妹一起长大并不容易。这些孩子和你一起经历着这一切，但是他们却对此没有任何概念，也不具备成人的应对技巧。帕梅拉有一个患有边缘型人格障碍的妹妹，她认为如果没有这样一个妹妹，她会成为非常不同的人。她写道：

> 以前的我快乐、信任他人、精力充沛，但和患有边缘型人格障碍的妹妹一起长大，让我变得焦虑、沮丧，依赖他人，极

其痛苦。父母把大部分注意力都放在妹妹身上，她的喜怒哀乐和下一次爆发成为了全家的焦点。除此以外，父亲把所剩不多的精力全部放在了事业上（那可是逃掉家里烦心事的地方），而母亲忙完家里的事就已筋疲力尽。

父母不堪重负，他们完全忘了我还是个大脑亟待发育成熟的孩子，忘了我完全不知该怎么应对不断升级的混乱，更别说给我提供帮助了。

结果，十几岁时我就变得非常懂事和成熟。我成绩优秀，从未找过麻烦。我不仅打工，还参加丰富的课后活动。当然，我这么做的部分原因是为了不待在家里。此外，我本能地觉得父母已经不堪重负了，所以我最好不要再给父母添堵了。无论我遇到什么问题，我都尽量大事化小，自己解决。

我知道，我得避免制造任何麻烦。这让我成为别人眼中的佼佼者，然而我却极其焦虑。我已经记不清了，但我确实本能地觉得自己有责任"弥补"妹妹带给父母的伤害，所以我一切都争取做到最好。

我的父母总是自豪地告诉我："我们从不担心你！你从来都不找麻烦，总是做得很好！"而事实上，我的内心世界分崩离析。我不仅越来越痛苦，也没学会在成人世界生存的本领。另外，作为家里的"小大人"，我的父母经常指望我帮助妹妹。

作为我们"共同的努力"，父母在没有给我任何指导或分享任何育儿技巧的情况下，期望我帮助照顾妹妹。他们不在或不堪重负时，我总要替他们照顾妹妹，并处理相关的事情。这让我觉得我有责任照顾她，她也需要我的照顾。从二十多岁到三十多岁，这种责任感一直困扰着我。虽然我取得了职场上的成功，但人际关系却一团糟。这么多年来我一直试图挽救我的妹妹，而她却根本不想被拯救。我因为被诊断患有广泛性焦虑症和创伤后应激障碍，一直在接受治疗。

帕梅拉的故事告诉我们，即使患者没有表现出来，但他的兄弟姐妹依旧受到边缘型人格障碍的影响。大多数时候，这种创伤会伴随着他们很长一段时间，哪怕是长大成人搬出家之后。请记住，你的其他孩子同样需要你的关爱，你可以用以下方法来帮助他们。

定期关心。如果家里正在发生的事情让你感到压力和受到创伤，那么家中的其他孩子也会有同样的感受。但他们可能不会表现出来，也不会主动说，所以请你常常关心孩子并询问孩子，让他们知道你愿意花时间帮助他们。

建议他们去看心理医生，特别是擅长边缘型人格障碍方面的心理医生。如果他们拒绝你，你也可以多次提出。如果你认为他们需要治疗，一定要坚持。早期干预是治疗创伤的重要手段。

建立一个成人支持系统。你可以请求其他成年人提供帮助，比如阿姨、叔叔、祖父母、朋友的父母、教练、老师等，请他们帮忙照顾孩子。尽管你想成为超级英雄，但你不可能在孩子需要的任何时候都陪在身边。你需要其他成年人提供的可靠帮助。有时候，你确实需要团队作战。

你需要关注孩子是否有隐情或孩子成功背后的故事。你的其他孩子可能会觉得，他们需要隐藏自己的痛苦才能"弥补"患有边缘型人格障碍的兄弟姐妹给家庭带来的痛苦，或者需要相当优秀才能避开给家庭带来的创伤，或者两者兼而有之。他们看上去还不错并不意味着他们没事。

安慰他们。父母需要常常告诉孩子，他们愿意腾出时间帮助他们，而且要明确告诉他们，即使他们的问题跟患有边缘型人格障碍的兄弟姐妹相比不那么"严重"或"突然"，它们仍然很重要。

不要把孩子当作"帮手"。 不要让他们像成年人一样照顾边缘型人格障碍患儿。不管他们多大，他们都不能替代你，也不是你的知己。让他们以任何方式承担责任，都会让他们在今后的生活中承担不恰当的责任。

认可他们的担忧。 如果你的孩子因为担心患有边缘型人格障碍的兄弟姐妹来寻求你的帮助，首先，你要认可他们的担忧，但必须告诉他们，他们不需要为发生的这些事情担责。如果你需要更多的帮助，可咨询专业人士。

鼓励他们尽自己的努力过上好的生活。 如果你看到自己的孩子参与或试图帮助他们患有边缘型人格障碍的兄弟姐妹，真诚地感谢他们的善意和关注，但要强调他们可以专注于自己的生活，把养育子女的工作留给父母，把心理健康工作留给专业人士。

鼓励他们追求个人爱好和从事体育运动。 你可以帮助你的正常的孩子在家庭以外找到自己看中的爱好或活动，并且不需要涉及其他家庭成员。爱好和运动让孩子定期远离家庭烦恼。在这些安全的场所，孩子可以开展良性的互动。爱好和运动可以增强孩子对生活的控制感。

保持开放政策。 请记住，你的其他孩子可能比你还了解患有边缘型人格障碍的孩子。因为他们经常在学校相见。他们了解学校、社区和朋友的动态，而你却不能。你的患有边缘型人格障碍的孩子可能将他们视作知己，或者逼迫或哄骗他们成为同谋。不要要求他们背叛自己的兄弟姐妹，但要让他们知道，他们随时可以来找你，讨论他们的任何顾虑。不管他们的顾虑听起来有多古怪，一定要认真对待。你所了解到的很有可能只是冰山一角，而患儿的兄弟姐妹可能知道冰山下更多的现实。

留意创伤带来的痛苦。如果你的孩子有自杀倾向或自杀企图、进食障碍、暴力行为、辱骂行为、暴怒行为、酒精成瘾或自残行为，他们可能正在经历极大的痛苦。他们需要寻求专业帮助。

他们可能会为自己的幸运感到内疚。当患有边缘型人格障碍的孩子看到其他兄弟姐妹成功或庆祝时，他们可能心生不满，反过来，这也可能让兄弟姐妹感到内疚。你必须告诉正常的孩子，患儿的不满跟他们没关系，所以不应该为之感到内疚。一定要祝贺其他孩子的成功。不要为了息事宁人，无意中剥夺了他们希望被认可的权利。这可能需要一点创意。

谨防"分裂"。患有边缘型人格障碍的孩子有时会试图"分裂"他们的兄弟姐妹。其中一个兄弟姐妹很好，成为其内心创伤的秘密守护者，而其他兄弟姐妹都不好，成为其不得不提防的暗中破坏者。有时边缘型人格障碍患儿分裂地看待同一个兄弟姐妹，并在秘密守护者和暗中破坏者间摇摆不定。焦灼状态下的孩子急需帮助，否则会造成难以愈合的创伤。

实话实说。不要怕吓到孩子，就假装家里一切正常，或者告诉他们不用担心。他们心里明白事实不是如此，情况实际很糟。你如果淡化这个事实，那么你就是在操控他们的想法，让他们怀疑自己的判断。

不要指望你的正常孩子会照看边缘型人格障碍患儿，也不要让你患有边缘型人格障碍的孩子照顾你的其他孩子。一定要雇负责任的成人保姆确保全家的安全。

在离婚的情况下，考虑把孩子们分开。患儿和一位家长生活，其他孩子与另一位家长生活。一位家长全职在家独自照顾孩子的话，这个任务过于繁重，会不利于为孩子创造一个稳定的家庭生活环境。

应急计划。 当你意外丧失行为能力，或在你去世前，需要考虑好你的边缘型人格障碍患儿将交由谁照顾。如果你一直给予孩子经济支持，那么没有你后他们将如何生存？在恰当的时候，将你的计划告诉其他孩子，这样他们就不必担心将来会被迫接替你的角色。

酌情加入孩子们的争论。 你需要一双慧眼才能辨别孩子之间到底发生了什么。有时他们会像其他兄弟姐妹一样打架。有时，你患有边缘型人格障碍的孩子可能挑起了这场争斗，让自己的兄弟姐妹误入其中。一定要留意隐藏在表象之下的情况。

一旦你的孩子都成年了，关系就会改变。你需要记住以下这些重要事情：

不要卷入成年子女的争论。 当孩子成年后，父母在家中的角色就是保持中立。当他们还是孩子时，你就是裁判和调解人。但孩子成年后，如果你还扮演这些角色，他们会认为你在偏袒一方。如果他们带着抱怨或问题来找你，注意保持中立，表现得善解人意，恰当地认可所有人的立场。与其拯救或调解，不如将他们重新引导到其他途径（治疗师、辩证行为疗法、关于边缘型人格障碍的书籍和边界问题、支持小组等），他们将学到必要的技能，同时也愿意向你敞开心扉。当然，你还得对争论结果保持中立。

不要迫使成年子女努力维持亲情。 如果你无法与患有边缘型人格障碍的孩子维持健康的关系，你的其他孩子可能也不行。他们需要点空间来关爱自己。你给他们的任何压力（明确的或暗示的）都会让他们在面对不公时放弃自己的原则，委曲求全。你当然可以希望全家团聚，但你的正常的孩子并没有义务牺牲自己的幸福来实现这个目标。

不要将你的失望或恐惧发泄在孩子身上——不论他们多大。 如果成年的孩子主动提及，你可以和他们谈他们的患有边缘型人格障碍的兄弟姐妹的事，并且认可问题，保持中立。不要否认或掩盖事实，也不要主动去做那些增加他们负担或添堵的事情。不管孩子之间关系如何，你的正常的孩子都会因为这个患有边缘型人格障碍的兄弟姐妹而失眠。

在不使用诊断的情况下解释边缘型人格障碍

与你的孩子谈论边缘型人格障碍不是件容易的事。首先，他们听到这个名字会觉得自己被贴上了标签，不知该如何看待自己，也很难想象康复的预期前景。但是，跟孩子讨论这个疾病引起的行为，以及这些行为的后果，就会有所不同。例如，"当你对别人大喊大叫时，他们会远离你，然后可能会抛弃你。如果你不想被抛弃，你可能就得停止对别人大喊大叫。"以下方法将教会你如何在不提及实际诊断的情况下，向你的孩子解释边缘型人格障碍患者的行为。

每个人的大脑都有点差异。有些人的情绪更为强烈。你（你兄弟姐妹的）的情绪就比大多数人强烈。

每个人看待事物的方式都有所不同，就像有些人用苹果的操作系统和有些人用微软一样。很多人一下子能想到灰色，但有些人，包括你（你的兄弟姐妹），只能想到黑与白。（你的兄弟姐妹只会用非黑即白的方式思考，所以即使他们表现得不喜欢你，爱还在。只是他们一次只能应付一种颜色或一种情绪。）

每个人都有不同的应对方法，某些应对方法会让我们犯难。有时你（你的兄弟姐妹）表现得极端。那些大多数人都觉得无所谓的事情会让你（你的兄弟姐妹）感到不安、愤怒或大声吼叫（或你孩子做的任何事情）。我们会帮助你（你的兄弟姐妹）学习更好的方法来管理你的（他们的）情绪，治疗师也会给予帮助。（我们知道，经历这一切不容易，所以如果你需要帮助，请让我们知道。）

你（你的兄弟姐妹）的病不是任何人的错，并且你（他们）可以做出改变让其好转。我们将帮助你（他们），相信随着时间的推移，事情就不会那么棘手了。

你（你的兄弟姐妹）需要付出更多的努力，才能像其他人一样担起责任。尽管这相当困难，但你必须这么做。刚开始你（他们）可能会犯错误，但这没关系！你（他们）会通过练习变得更好。

我们将花费大量时间与你（你的兄弟姐妹）克服你的（他们的）极端想法、感受和行为。（但我们也会安排时间跟你一对一相处。如果你觉得需要更多时间或帮助，请告诉我们。我们会腾出时间。）

我们将与你（你的兄弟姐妹）一起努力，但好转需要时间，进展也可能很慢，有时是前进两步，后退一步。（哪怕他们看上去没在卖力，但他们真的付出了努力。）哪怕开始会犯错，只要付出努力，随着时间的推进，一切都会越来越好的。我们一直支持你（他们）。

评头论足

如果邻居、大家庭成员和整个社会能够了解患有边缘型人格障碍的儿童在认知、情绪和行为失常背后的原因，那当然是件好事，但通常他们并不了解。人们总是会对患有边缘型人格障碍的孩子和他们的父母评头论足。很多人认为这都是父母造成的，都是因为父母缺乏育儿经验。这种成见在精神疾病中极为普遍。而且，对于边缘型人格障碍这种被严重污名化的疾病来说，这种观点更是根深蒂固。我们生活在一个"振作起来，一切都会好起来"的社会。所以，父母与边缘型人格障碍患儿只能学着与他人保持距离。

> 生活中，避免大家庭和儿子之间的相互伤害，成为我的重头戏。每天我都生活在与世隔绝的环境中，哪怕是亲密的家人都不了解我们每天经历了什么。不知情的外人的想法更是离谱，所以我只能远离社交。

> 人们常说："青春期的孩子就是这样。她大一点就会好了。""对，我孩子青春期的时候也是如此。"我想尖叫："你不明白！"他们居然认为我的女儿乐意这样。

不幸的是，邻居们爱八卦。"你看到他们的女儿穿的什么吗？""那天我看见一辆救护车停在他们家。"爱管闲事的邻居对八卦乐此不疲。这让患儿父母更想保持距离。

> 我16岁的女儿暴怒时常会有暴力行为，我们不得不叫警察，闹得远近皆知。她还和隔壁的成年男子调情，被他的妻子看到。

根据我们对边缘型人格障碍多年的了解，我们向你保证，如果没有亲身经历，谁——伴侣、成年子女、兄弟姐妹、朋友、继母等——都不可能真正了解边缘型人格障碍患者和其家人的生活，包括一些临床医生在内。患儿父母经常说，跟别人解释我们的生活，就像跟没有孩子的人解释怎么当父母一样，完全行不通。所以哪怕你的家人、朋友或邻居不明白你正在经历什么，也别往心里去。这做起来比说难多了。这里有一些具体的方法可以帮助你应对流言蜚语和评头论足。

你可以轻而易举地找到和你有相同遭遇的人。线上边缘型人格障碍社区和稍小规模的线下团体，都有成百上千的父母明白你的感受。他们不会对你评头论足。他们愿意回答问题、提供意见或聆听。还有在线支持小组，例如边缘型人格障碍患儿父母支持小组脸书群组，还有在线支持小组"向前迈进"每周都会举办视频会议。当一个真正有爱心的社区支持着你时，你的生活就没那么难了。

你无法控制别人的想法。你肯定听说过："别人怎么看你是他们的问题，不是你的。"事实就是如此，重要的是你对自己的看法。当别人对你评头论足时，不要去证明、争论、辩护或过度解释（JADE，详见第七章）。相反，换个话题就行。人们会很快明白你不想聊之前的话题，他们自然无法再对之前的话题评头论足，而且你的新话题他们也不见接得上话。

戏剧三角

边缘型人格障碍患儿家庭中，大都有这两种可能：要么屈服于孩子的需要，让疾病变得更糟；要么不屈服，孩子就会暴怒、采用象征性的物品实施暴力行为（扔东西、在墙上打洞、破坏财物）和实施真实的暴力行为（actual violence，见第十四章）。据《不再照料边缘型人格障碍者或自恋者》（*Stop Caretaking the Borderline or Narcissist*）一书的作者马加利斯·费尔斯塔德所说，家庭成员为了缓解病人的焦虑、压力或挫败感，经常在制定规则和分配角色时放弃原则，这让病人觉得舒服，却让其他家庭成员不舒服，导致他们不得不放弃部分自我。

　　父母必须学会识别和避免陷入"戏剧三角"（在精神病学中称为"卡普曼三角"，见图 6 – 1），才能避免这种运作方式。

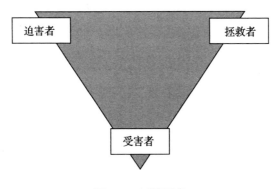

图 6 – 1　戏剧三角

　　图 6 – 1 说明了家庭成员根据自己的立场，扮演了戏剧三角中的三个角色（受害者、迫害者和拯救者）。例如，你的孩子大多数时候可能把自己看作受害者，而你是迫害者，而你的感觉可能恰恰相反。

　　迫害者是所谓的恶棍。他们被认为总是愤怒的、挑剔的、控制欲强和思想僵化。他们认为"一切都是受害者的错"。他们的角色就是责备和批评受害者。例如，当你不给孩子想要的东西时，他们可能会将你视为迫害者。

受害者通常将自己定位为"可怜的我"。大多数时候，他们都认为自己绝望、无助、迷茫和无能为力。他们认为自己什么也做不了。因为他们对日常生活中的任何挑战都冷眼旁观，所以他们认为自己不用承担任何责任。

拯救者向受害者提供帮助，避免其为自己的行为承担后果，从而取悦他们。这是一种形式的代劳。例如，孩子把家长给自己买车的钱全部买了啤酒。通常情况下，拯救者心存善意，不想看到受害者受苦。然而，拯救者却让受害者一直依赖自己，并帮他们的失误找借口。

并非每一次冲突都会以戏剧三角中的关系画上句号，但最好了解它的运作方式。下面是个极为简单的例子：

> 珍妮特和杰夫有个 17 岁的儿子叫山姆，山姆患有边缘型人格障碍。珍妮特和杰夫说，只要山姆在任意一门学科中获得 C，就同意他去夏令营。年底的时候，山姆有几门课获得了 C，但有一门课没及格。山姆写下了一堆去夏令营的理由，并把信塞到他父母卧室的门下。结尾是："如果你们不让我去，那你们就是世界上最坏的父母。"（山姆在扮演受害者的角色，并将他的父母视为迫害者。）

> 杰夫和珍妮特读了儿子的信，并进行了讨论。珍妮特知道，如果他们同意山姆去夏令营的话（正强化），将来设定的每一个限制都会更难执行，同时，山姆也将失去动力，不再争取更好的成绩。所以珍妮特跟杰夫说："山姆不能去夏令营。我们之前就约定过的，他考得这么差就应付出代价，承担后果。否则他什么都没学到。"

> 杰夫希望山姆觉得他这个爸爸还不错（当然也希望夏天有

时间能和妻子独处），更倾向于同意让山姆去夏令营。杰夫不停地说服珍妮特，直到她让步。这让她觉得放弃了自己的原则，没能用最好的方式教育山姆，并且将来会更难制定规则。（珍妮特扮演了迫害者的角色，受害者是山姆，拯救者是杰夫。）

　　第二天早上，她没跟杰夫说话。他恳求她告诉他到底出了什么问题。她解释说觉得自己像个受害者。在她看来，杰夫是个迫害者。他们又争吵了几句，最后山姆去了营地，而他们却无法像他们期待的那样享受独处时光。

戏剧三角中没有胜利者，因为每个人都在对抗。这对整个家庭都不利。请记住，尽管它的名字叫作戏剧三角，但并不需要三个人来扮演。例如，如果珍妮特一人管教孩子的话，她先告诉山姆不行，随后又改变主意，这样她既是迫害者又是拯救者。

让我们假设珍妮特和杰夫有机会重新交流一下，这次设法避免戏剧三角并以正确的方式来应对目前的情形。

　　收到山姆的便条后，珍妮特和杰夫做的第一件事就是考虑每个人的需求和愿望，以便他们可以判断是否会形成戏剧三角。答案是肯定的。所以接下来他们开始分配各自的角色。很显然，如果珍妮特坚持按照协议办事，那么她就会是迫害者；如果杰夫介入，同意让山姆去，这样他就能和妻子独处，那么他就是山姆眼中的拯救者。

　　珍妮特谈话时说，其实自己也想有时间和杰夫单独相处。她平静地接着说，她担心如果让步，山姆永远不会再遵循他们的规则了，这样他们会更加被动。其一，他将不再遵循他们制定的规则；其二，他们将无法再影响他的成绩。

杰夫想了想，承认她说的有道理。但他仍然提到他觉得自己与珍妮特越来越疏远了，他迫切希望能歇一歇，和妻子共度二人时光。（在第一个例子中，他们在提到这一点之前就开始针锋相对）每个人都承认对方有一定道理，出发点都是好的。

他们彼此理解，达成了妥协。虽然他们没有让山姆去夏令营，但让他去叔叔阿姨家湖边的农场住上一段时间。山姆喜欢他们家，也喜欢与叔叔、阿姨和表兄弟们住在一起。作为取得C的奖励，他可以去最喜欢的游乐园游玩。他们用省下来的钱支付了酒店费用，为了以防万一，他们挑选了距离山姆叔叔家仅90分钟路程的一家提供早餐的旅馆。

识别戏剧三角和不同的参与者所扮演的角色需要练习。人们很难完全避免三角。这里有一些避免戏剧三角的技巧。

- 拒绝低人一等或高人一等的情况出现；不要比较好坏、判断正误，或者指责或辩护。不要为谁的好处多或少而争论，也不要为谁做得多或少而争论。这些都是非黑即白的问题，分裂地看待事物。真相通常是在灰色地带找到的。

- 陈述期望时，不要指责、批评、说教、责骂、威胁或训诫，也不要做出过激反应。哪怕只有千分之一的概率（要知道，他们正在寻找它），边缘型人格障碍患儿也能听得出你的任何言外之意、察觉得到你的任何肢体语言和面部表情中的含义，所以不要留下蛛丝马迹。

- 你必须提醒自己，孩子需要很长时间才能康复，所以只有等到他们恢复后才能以你期待的方式相处。你不是第一个遇到这种情况的父母，当然你也不会是最后一个。尽管如此，无论你多么想保护孩子，你还是可能被想象成迫害者。这并不意味着你必须按号入座。他们也可能会把你想成拯救者。你不必被戏剧三角所限制，你可以改变戏剧三角的运作方式。

本章的主要内容

阅读本章时，请牢记以下几点：

- 边缘型人格障碍患者会影响家庭中的每个人。不仅包括本章中提到的情况，还可能包括财务状况、预约就诊、寻找医生、填写处方、药物管理、落实规则、观察记录和使用电子产品等（详见第七章）。你要了解更多关于边缘型人格障碍的常识，并做出决策。

- 如果你希望丈夫多多参与，邀请他参看附录一。你要知道你的压力已经很大了，一定要照顾好自己。像善待朋友一样善待自己。如果你的孩子摔断了腿，家人和朋友们会非常关心，他们甚至还会送来卡片和鲜花。但是一旦你把身体疾病转换成精神疾病，你所需要的关爱就不再是唾手可得了。你需要相当吃力地索取。你必须解释为什么需要支持，然后再寻求帮助。当然，你大可不必为此感到羞愧。因为羞愧只会让你退缩，不愿做解释，自然也不愿寻求帮助。请记住，你的孩子患有边缘型人格障碍不是你的错，也不是孩子的错。你需要伸出手寻求帮助。

- 如果你能不受孩子情绪影响，不被他们带着坐情绪过山车，你会成为更好的父母。为了家人，特别是其他孩子，你需要保持冷静、稳定和友善。上一章提到，你并不是要压制自己的感受，恰恰相反，你应该把自己开心的感受表达出来。自我同情将助你保持平衡。

- 说到你的正常孩子，他们像你一样受到患儿的影响。但他们还是孩子，他们的大脑尚未发育成熟，完全没有经验来应对这一切。记得要为他们留出时间，并关注他们的需求。

第七章

改变人生的沟通技巧

我们需要明白，边缘型人格障碍患者不会因为发泄情绪"毫无意义"，就收敛其情绪。我们一般认为，他们解释不清情绪出现的原因，所以一旦我们告诉他们这种情绪是无中生有的，或许他们更易控制情绪。但事实并非如此。尽管他们说不清楚触发情绪的原因，但并不意味着它不存在。

——莎丽·Y. 曼宁（Shari Y. Manning），

《最亲密的陌生人》

(*Loving Someone with Borderline Personality Disorder*)

学习用新的方式与孩子交流可以帮助你们重建亲子关系。人们在沟通中最容易建立起某种关系。如果双方在沟通过程中遇到问题，冲突一触即发，关系会变得更糟。但如果沟通顺利，双方关系就会得到改善。

在大多数交流中，你不假思索地说出自己想说的内容。但这对边缘型人格障碍患者行不通。当你和他们交谈时，你需要考虑如何开启对话或如何回应孩子的问题。本章会介绍一些有效的沟通工具，以及一些禁用的"工具"。

• 认可：让你的孩子觉得你在聆听并且理解他。认可就像用语言给了孩子一个拥抱。例如，"听说你很郁闷。"

- SET-UP 沟通五件套（包括支持、感同身受、真相、理解、毅力）：这种沟通方式从语言上的拥抱开始（支持和感同身受），以真相结束。例如，"我明白，你觉得老师讨厌你，但你还是得上学。"

- BIFF 沟通四件套（包括简短、信息准确、友好和坚定）：这是最为严厉的沟通方式；它可以让孩子知道你的底线，并以一种坚定的方式表明你不是在和他们商量。这种沟通可以是书面的或口头的。

- JADE 四种沟通禁忌：JADE 是由四个英文单词首字母构成的缩写词，它所代表的沟通方法为：不要辩护、争论、捍卫或过度解释。在沟通过程中，我们需要注意避免采用这四种方法。

我们先介绍基本内容，然后再深入了解这些沟通技巧的方方面面。

有效沟通技巧

别忘了，边缘型人格障碍患者极为敏感，他们总能注意到任何表达抛弃、拒绝或贬低的词语、语调或面部表情，哪怕它们根本就不存在。首先，我们介绍六种可以避免刺激边缘型人格障碍患者的方法。

1. 注意你的声音变化、面部表情和肢体语言。当肢体语言和口头陈述不一致时，非语言信息在听众的脑海中起决定作用。边缘型人格障碍患者更是如此。例如，如果你的声音听起来很开心，但你皱着眉头并交叉双臂，不管你说什么，听众都会认为你心烦意乱。一个简单的句子，比如"今天你能打扫一下你的房间吗"，由于表达的方式不同，含义也可能不同。不要交叉双臂。如果对方坐着，请不要站立。姿势要放松，态度要中立，或者表情要积极。

2. 专注于你的信息。当你说话时，孩子可能会岔开话题。这表明，孩子并不关心你说什么，他们只是想发泄一下而已。孩子可能认为对你发火不会有大问题，所以才会在受伤后把怒气或怨气撒到你身上。你可以暂时忽视孩子岔开话题的行为，先镇定地陈述完你的观点，然后再决定是否有必要讨论孩子提到的话题。

3. 简化。之前我打过这样的比方，在冲动情绪下尝试逻辑思考，就像在等待癌症活检结果时做数学题那样困难。因此，请使用简短、明确、清晰、直接的语言，避免误读。

4. 双方可发出"休息一下"的信号。当你们中的一方或双方都感到难以承受时，情况可能会失控或升级。为了避免进入这种恶性循环，你可以发出信号表示需要缓一缓。根据我们的经验，按照 1~10 分级量表给情绪打分的话，一旦孩子达到 6 分，他们就无法理性思考。无论谁暗示需要缓一缓，这都是个好主意。你们可以使用语言或非语言信号达成一致。我和丈夫的暗语就是"香蕉"。

陈：不管什么事，只要我不答应她，她就责备我。于是我便说："等我有时间考虑，咱们再说吧。"

她反问道："你为什么还需要时间考虑呢？"

我解释说："我觉得慢下来是个不错的主意。"半小时后，她不好意思地跟我道了歉。

第二天早上，我们聊起了昨晚的争论。我女儿说："其实，我不是因为你拒绝我而生气的，完全是因为我的情绪来了，找地方发泄而已。"白天，我们都更好地了解了彼此。

5. 改变非黑即白的思维方式和避免使用"但是"这个词。尽可能少使用"总是"和"从不"这类词，同时还要避免使用"但是"这个词，多使用"同时"或"和"。例如，如果你说"我非常开心你考到了 B，但是你的英语怎么不及格呢"，其中的"但是"否定了之前所有的成绩。下次试着说"我很开心你考到了 B，我为你骄傲！同时，我还发现你的英语没及格，那是怎么回事呢?"

6. 用"我"做主语陈述。当你描述发生的事情时，用"我"代替"你"做主语，这样可以让他们知道自己的行为给你的感受。这种方式叫作"我的陈述"。与其说"你吃完了所有花生，真是个自私的人"，不如说"当我去找花生时发现没有了，感觉很失望。我真的很想吃花生"。这种沟通方式责备的成分较少。

现在我们已经讲解了一些简单有用的沟通方式，它们可以让你和孩子的对话走上正轨。另外，我们提供了一个你可以独自完成的练习，当你感到焦虑或需要休息时，不妨尝试一下。

腹式呼吸

在你与孩子进行艰难的对话前，你需要做的第一件事是安抚好自己，让自己情绪平静。在说话之前，先做几次腹式呼吸。"腹式呼吸"或横膈呼吸就像一把多功能小折刀，适用于多个场景。当你感到焦虑、压力大时，或在睡前、冥想时，或在车里、在紧张的一天中需要小憩片刻时，你都可以尝试腹式呼吸。

寻找一个舒适的姿势，仰卧或坐着。将一只手放在你的肚子上，另一只手放在你的胸前。把你的肚子想象成一个气球，吸气，肚子就会鼓起来；然后将空气排出。可以反复多次。你的肚子每次吸气时都会鼓起，呼气时都会收缩。如果你感觉好点，或者有帮助，可以反复多次尝试。

腹式呼吸可以帮助你缓解压力，专注于当下。它让你平静下来，放慢互动节奏。这样一来，你就有时间考虑你的说话方式和内容了。你可以练习这个方式，直到熟练。在工作中感到沮丧、不耐烦或生气时，你也可以尝试一下。当牙医要在你的牙上钻洞，你也可以在进入诊室前尝试一下。（我做到了。它有用。）当你与配偶产生分歧时，试试腹式呼吸。这样，当你在应对边缘型人格障碍所带来的危机时，就能胸有成竹。

认可

认可包括关注孩子的情绪，用自己的话肯定其情绪，并提出问题确保完全了解他们的内心感受。当你肯定孩子的情绪时（情绪，不是想法或行为），你不仅完全接受了孩子的情绪，也接受了孩子。"你这样说，我明白你强烈的感受，这对你来说一定很困难。也许换作是我的话，我也会有这种感觉。"

当孩子感觉没人关心、被孤立和自己没用时，你的倾听和理解可以改变他的一生。一位母亲告诉我，她第一次尝试认可孩子时，孩子发现终于有人理解她了，当时就哭了出来。边缘型人格障碍患者一直感到沮丧的原因是，没人理解他们的痛苦和无用感。否定的语言会让孩子觉得被忽视、被误解、不被赏识和不被爱。

认可不代表你同意

认可对方的行为并不代表你同意对方的行为。认可某人的感受并不意味着同样的事情发生在你身上，你也会有同样的感受。认可只是代表着你会全心全意地倾听孩子的情绪（无论他们是表现出来还是说出来的），用自己的话复述他们的情绪，肯定他们的情绪是真实的，并告诉他们有这样的感受很正常。也许你并不赞同孩子的感受，尤其是关于你的部分，但他们确实是那样想的，并且他们的情绪可不会讲道理。他们因为患病，无法看到你眼中的事实。所以在他们接受治疗做出改变前，请放下你眼中的真实，温暖地抓住他们的手。

重要提示：如果孩子的说话方式让你很不舒服的话（比如提高嗓门、直呼你的名字或制造紧张情绪），那你就缓一缓，等他们平静下来，愿意开诚布公地谈一谈的时候再说。你可以说："我在乎你的感受，我想和你谈谈你在意的事。但是，我想等一切平静下来后，我们再谈。"请注意，我没有用"当你停止喊叫时"。此刻的孩子，拒绝接受任何指责。你的目标就是结束谈话并让一切平静下来。你也可以试着说："1小时后我们接着聊吧，那时我想听听你的想法。"

三步认可法

简而言之，与孩子沟通，可以使用三步认可法。

第一步：全身心地倾听。给予孩子百分之百的关注，同时注意你的肢体语言。如果他们坐着，你也坐着；如果他们站着，你也站着。你的脸上需要表现出关心和关爱。你倾听的时候，不要做任何判断。这点至关重要。孩子正让你走进他们的世界，所以请予以尊重。

第二步：仔细聆听后，用略有不同的语言将孩子的情绪讲给他们听。如果你猜到引起他们情绪的原因，问问他们是否还有其他情绪。询问可以让你了解更多的情况，也表示你在聆听。

第三步：告诉孩子，他们有这样的情绪是正常的，换作别人也可能会这么想。如果你也有同样的感受，告诉他们；如果没有，为了避免孩子感到不安，你可以说："我知道这种事会让你心烦意乱。"（事实就是如此。）重要的是，你要用一种方式，让孩子觉得他们的行为是有价值的，而不会让他们觉得自己有病或者有缺陷。以下是一些常用的回应方式：

- 我们都有这样的感觉。
- 很多人都会有这种感觉。
- 任何人都会有这种感觉。
- 这是可以理解的。

让我们看个例子。比如，你的儿子乔希受邀和朋友一起郊游。而你女儿卡丽因为没有收到邀请，很不高兴。她觉得自己被冷落和被拒绝了，感到孤独和痛苦。于是，整整 4 个小时，她把自己锁在房间里不出来，更别说去收拾桌上的饭菜，完成晚间的家务劳动了。当她出来时，她满脸愤怒和绝望，满嘴都是乔希的不好。

作为妈妈，你认为乔希应该拥有自己的朋友，并在没有卡丽的情况下与他们去探险。但你的看法与认可你女儿的感受无关。认可的内容不是去讨论她是否该去，也不是讨论她的反应是否恰当，或者是否该把自己锁在房间里等。认可的内容是关注她现在的情绪，以及你对这些情绪的反应。

所以你会怎么做呢？当她从房间里出来时，问她是否愿意和你谈谈到底出了什么问题。可以的话，在客厅坐下，然后：

1. 全身心地倾听，不做任何判断。"我对他很生气！"卡丽说。泪水顺着她的脸颊滑落。"这太不公平了，为什么我不能去。现在我该怎么办，我的朋友们都有其他计划了，而我却无处可去，只能闷闷不乐地待在家里，我还跟他们说我要去湖边探险！"

2. 仔细聆听后，用略微不同的语言将卡丽的情绪转述给她听。如果你猜得到她情绪爆发的原因，那就问问她是否还有其他情绪："哦，亲爱的，我知道不能去让你很失望，也很沮丧。听上去那会是一段有趣的时光。我真为你感到难过。"

3. 告诉卡丽，她的情绪是正常的，如果换作其他人，特别是跟她有类似经历的人，也会这么想："如果这事发生在我身上，我也会感到失望。我帮你洗一下盘子怎么样？我们可以听你喜欢的那个乐队的音乐，或许我们可以看看电影。今天是这个月的第三天，所有的流媒体都发布了新电影。"（如果她说不，你就说："1小时后我们再谈吧。"如果她不请求，不要主动帮她洗盘子，但是如果那天她把盘子洗了的话，一定给她自由安排的时间。）

用于认可的问句和陈述句

部分出自阿曼达·史密斯（Amanda Smith）的文章《用于认可的 37 个经典句型（化解困境的备忘单)》。

用于认可的问句句型

- 当时发生了什么？

- 你感觉怎么样？

- 究竟发生了什么？

- 你安全吗？

- 你能再跟我讲讲吗？

- 你生我的气吗？

- 我不明白。你能给我解释一下吗？

- 我该怎么帮你呢？

- 你以前有过这样的感觉吗？

- 之后发生了什么？

- 你是想让我当听众还是需要我的帮助？

- 那对你来说很难（令人沮丧、可怕、艰难）吗？

- 那是否让你感到失望（孤独、悲伤、担心、愤怒)？

- 那真让人感到沮丧（恶心、惊讶）吗？

- 听起来你很悲伤（尴尬、恼火、焦虑、害怕、无聊、冷漠）。你有这种感觉吗？你是否感到沮丧（怨恨、被取笑、困惑、嫉妒、内疚、羞愧、爱)？

用于认可的陈述句

- 哇，那该有多难呀！

- 真的很烦人！

- 真的搞砸了！

- 真令人沮丧！

- 处境太难了。

- 我知道这对你有多重要。

- 我知道你一直都在努力。

- 我知道你工作有多努力。

- 我知道这对你很重要。

- 我知道你不喜欢你的姐姐。

- 告诉我你在想什么。

- 我知道你很生气（高兴、悲伤、害怕）。

- 所以，当这件事发生时，你感觉要发疯了（很高兴、很悲伤、很害怕）。

- 我可以从你的声音（泪水）中听出（看出）你很生气（高兴、悲伤、害怕）。

- 这是真的太糟了。我真为你感到难过。

表达爱和支持的句型

- 我相信你。

- 我们将渡过难关。

- 感谢你出现在我的生活中。

- 我们一起面对。

- 你当然有理由感到生气（高兴、悲伤、害怕）。

- 你这么想_____是有道理的。

- 说说你的早晨（下午、白天、晚上）吧！

- 我注意到你_____。

- 我需要你在_____方面的帮助。

- 我可以一直信赖你，为此我心存感激。

- 当你_____，对我来说意义重大。

- 我看中你的_____能力。

- 我相信我们可以一起解决这个问题。

- 我以你为荣。

认可过程中的易犯错误

当你采用三步认可法时，请注意以下常见错误。

直接进入解决问题阶段。父母总是满脑子想着怎么解决孩子的问题。请记住，除非他们要求，否则你的想法都是一厢情愿。首先，你没有认可他们的情绪；其次，这意味着你的孩子无法解决自己的问题。如果你真有解决问题的冲动，那请先忽视他们正在说的问题（在认可情绪的前提下，问题可以先忽视），仔细观察他们已表达或未表达的情绪。

不去谈论孩子的情绪。许多父母完全忽略了认可的重要性，直接跳过认可情绪这一步，就采取行动。在认可情绪的过程中，家长先不要关注实际情况。想象自己是一名侦探，需要寻找的是有关孩子的情绪的任何线索。在线搜索关键词"感受和情绪列表"。这将帮助你改写孩子所说的话，这样你就不会一直使用相同的词。

"认可"不代表你必须赞同。同样，认可与想法、意见和行为无关。认可只是关于孩子的内心的情绪，而不是现实。

情绪激动并将情绪加入对话。有时，你的孩子会对你生气或不高兴。你需要练习如何回应孩子的情绪，这不是通过解释、为自己辩护或纠正他们的想法做到的。如果你的孩子跑题了，说"你不爱我"或"你从来不陪着我"，试着说"如果我有个不爱自己的父母，我也会跟你有一样的感受（情绪）"。之后你会有时间纠正他们的印象，比如可以说"我真的爱你"。当你反驳孩子时，孩子会认为你在否定他们，就好像你在说他们没资格那样想一样。记住一个简单规则，使用短语"如果那是真的……"。

使用不恰当的语气。 即使认可有时做起来很困难，你还是要注意不要说得太机械。即使你的孩子让你不高兴，他也要听到你的关切。有时这会很困难，需要你多加练习。

永远不要否定你的孩子

"否定某人"意味着你否认他们的情绪，你告诉他们没资格产生这些情绪，或者你将不会认真对待他们。以下是一些否定的表述：

- 不要粗鲁。给奶奶一个拥抱。
- 你会克服它的。
- 因为_____，你为什么不高兴？
- 你怎么会饿呢。
- 别傻了，大家都喜欢你。
- 你应该更_____。
- 没什么大不了的。
- 你的姐姐可以自己做。为什么你不能？
- 我理解。（除非你患有边缘型人格障碍，否则不要这么说——你不可能明白你孩子的想法。)

- 不要孩子气。
- 你肯定会喜欢热狗上的芥末的。
- 不，我没有生气（当你明显在生气的时候说）。
- 你不应该为此感到难过。
- 我真不敢相信你竟然会害怕_____。
- 冷静一下。
- 你这种感受没有理由啊！
- 你也太_____。
- 别那么消极了。
- 明天你会感觉好点的。
- 这是我认为你应该做的。（相反，你应该等待孩子询问意见或者寻求帮助时再这么说。）
- 你应该感觉_____。
- 不要那样说，这不是你的意思。
- 你是如此 _____。

避免以下情况：

- 告诉他们该如何行动。
- 抢着说话。
- 给他们建议。
- 嘲笑他们的想法或感受，表现出居高临下的态度。
- 当他们在场时忽略他们。
- 告诉他们能做什么或不能做什么。
- 老爱讲哲理（例如，"生活不公平"）。

- 老爱在孩子发情绪时讲道理（例如，"没什么大不了的"）。
- 和孩子交谈时，自顾自地说话。
- 在不经允许的情况下，告诉别人孩子的感受。

请记住，你认可孩子的情绪不代表你赞同孩子的感受、想法或行为。你需要传递的信息是：我看见你了，我听到你说的了，我在乎你，我同情你。

家长们分享的认可方法

苏珊：你必须先把自我放在一边，这样你才能认可孩子的情绪，而不会因此感到不安和表现出过度反应。

克里斯汀：认可意味着，当你认为孩子做错时，你一定要克服内心想要指出他们错误的冲动。尽管你很难不去为自己和自己的行为辩护，但我的经验告诉我，认可100%有效。没有什么比认可儿子的感受更好用了，它能让我们立马停止争论。

格蕾丝·李：即使听上去很荒谬，但也要这么做。比如，当我让孩子摆桌子时，他们表现得像世界末日一样。认可的是感觉，而不是行动。

戴安娜：我需要提醒自己一定要真诚。相信孩子需要得到认可。我看到了巨大的变化，她不再将冲突升级。认可真的改变了游戏规则。

盖茨：学习认可最难的部分是，在孩子情绪面前调整好我的反应，管理好育儿过程中我的情绪触发因素，这样我才能专注于我的女儿和她的情绪。

弗兰：我先写下我想要的东西，然后根据女儿的接受程度和理解能力进行改写，这样一来，我们的沟通得到极大改善。当然，这两个版本差别很大。

SET‑UP 沟通五件套

SET-UP 沟通五件套［支持（support）、感同身受（empathy）、真相（truth）、理解（understanding）、毅力（perseverance）］能让你独立思考，同时避免陷入无意义的情感互动中。SET-UP 是由五个英文单词首字母构成的缩写词，分别表示支持、感同身受和在理解中找到真相，并最终坚持下来。这个五件套工具包能让你看到孩子的真实生活，同时帮孩子融入你的生活。作为一种认可的方式，SET-UP 沟通五件套能让孩子明确感受到你的关心和理解。但与认可不同的是，这里的 T"真相"部分意味着，你也有自己的实际情况。这种方法的"真相"部分常常使用"真相陈述句"的方式，比如"事情就是这样的""我们将采用这种方式"。

SET-UP 沟通五件套的使用包括三步，一定要按顺序执行这些步骤，否则没有任何意义。在使用这个工具与边缘型人格障碍患儿沟通之前，你可以先跟朋友和家人练习一下，直到熟练。记住你需要寻求反馈并多加练习。在你已经对这个工具运用自如后，你可以在与孩子的低风险互动中使用它。

第一步：支持（support）。表达支持的句型通常以"我"开头，体现你关心和帮助的意图。句型还应表明，我很希望我的帮助能让你感觉好点，或者我知道这对你很重要。让我们看看下面的例子：孩子因为错过了公共汽车，不想迟到就想让妈妈开车送他去上班，但妈妈却不能。妈妈便说："我明白了，你想让我开车送你去上班。我知道工作对你很重要，我也认为准时上班很重要。"

第二步：感同身受（empathy）。 表达同理心的句型通常使用的主语是"你"，这表明你可以设身处地为他们着想，通过他们的眼睛看世界。继续上面的例子，母亲说："我知道你错过了公共汽车很沮丧，你也很担心上班会迟到。"

第三步：真相（truth）。 陈述真相的句子里包含解决方案，最好不带主观判断。妈妈的实际陈述可能是这样："我只有30分钟的时间去上班，我今天不能迟到。对不起，我不能送你去。（真相。）也许你可以等下一班公共汽车，在轮班结束时补上你迟到的时间。"

SET-UP 工具包中的真相部分是孩子最难接受的。他们将无法逃避真相。真相部分含有解决方案（详见第九章）。你会明确责任，但追责让患者感到极为难堪和惭愧，所以对他们而言非常困难。这时，就显出了"支持"和"感同身受"这两步的重要性。

BIFF 沟通四件套

BIFF［简短（brief）、信息准确（informative）、友好（friendly）和坚定（firm）］是旨在实现既定目标的四件套沟通工具包。当我们需要让孩子明白规则时，BIFF 沟通四件套就可以派上用场。当 SET-UP 沟通五件套依旧不能让孩子明白该做什么时，我们就得用恰当的方式指出：对不起，事情就是这样。这种方式就是BIFF 沟通四件套。当孩子参与对话只为争个对错，而不想达成一致时，他们就会有意找茬，这时 BIFF 沟通四件套可以避免这样的争吵。以下是详细内容：

　　简短——使用短句，这样孩子就不能将它分解，用来争吵。它们针对一个问题，方便孩子理解。

信息准确——传递明确的信息。比如，"2 点到 5 点，我们会去看电影。"尽量简洁。（别忘了，当他们等活检结果时，不能接收太多信息。）

友好——传递信息时，注意要用友好和礼貌的语气。即使他们表现得不友好，你也要使用常见的礼貌用语，例如"请""谢谢""很高兴与你交谈"。

坚定—— 一清二楚地陈述"真相"，避免误读。例如，"我告诉过你，如果你在家里吸烟，你就得离开。你昨天吸烟了，现在我要你在下月 1 号前离开。"

如果你的孩子反对某件事（可能是强烈反对），你可以说："这不是权力斗争——这是我认为正确的决定。""不是为了控制你，而是我作为家长，必须做正确的事情。"

我和 24 岁的女儿的关系很糟糕，但我非常想念 14 个月大的外孙女，之前，她们和我住在一起。所以，我打算邀请她们吃午餐。

我女儿的回答尖酸刻薄。我刚学过 BIFF 沟通四件套，所以我直接用了起来："我知道了，我很在意你的感受。当然我也很期待能见到你。你看看周日午餐的时间是否合适？"令我惊讶的是，她愉快地回答并约定好周末见面的时间和地点。看来真的有用，太好了。我很高兴，我做到了。

以下是 BIFF 沟通四件套在真实场景中的运用：

孩子在客厅看电视，你坐下来问他能不能谈谈。他同意并调低了音量。你说："亲爱的，你还记得吗？食物落在房间里会招来蚂蚁（信息准确）。一周以来，你都做得很好，没把食物留在房间，我感到很开心（友好地承认孩子做得好的地方，这点很重要）。我刚刚看到你的房子里有个装满食物的盘子（信息准确）。你能把盘子送回厨房并清洗它吗？请记住不要把食物留在房间里（两条准确信息）。如果不能做到的话，我们将不再允许你将食物带进房间（全过程态度坚定、信息准确、简明扼要）。"

不管他反应如何，你可以持续使用 BIFF 沟通四件套。但是无论怎样，千万要避免使用 JADE 四步禁忌沟通法（马上你就能明白它的作用了）。

你也可以书面形式使用 BIFF 沟通四件套。比如，一封烦人的邮件。伊丽莎白自己也搞不清楚，为何她与女儿艾琳娜会疏远。她们已经数月没联系了。一天，伊丽莎白收到这封电子邮件：

你好。尽管你这么对我，我还是想告诉你。我希望你能把那条外婆留给我的珍珠项链现在就给我，我想戴上它。我明天可以去拿。早晚都行。欠你的钱暂时还不能归还，以后会给你的。

伊丽莎白气急败坏。她知道女儿是想把项链变卖换钱。这条项链已经传到了家族的第三代。她不敢相信艾琳娜会这样做。她一气之下写了封邮件，但她突然意识到，她并不想羞辱女儿，而是直接告诉她肯定不可以，于是删了它。为了不把问题复杂化，她没提欠钱的事，这跟项链没有关系，她运用 BIFF 沟通四件套的方法回了信：

很高兴收到你的来信。我希望你一切都好（友好）。那天我确实说过，会把珍珠项链留给你。但是那是在我和你爸爸离世之后。我会在遗嘱里写好把项链留个你（生前信托）。这个细节你可能忘了（信息准确）。我们已经决定好了（坚定）。如果假期不能见不到你的话，先预祝圣诞快乐和新年快乐（友好而简短）。

JADE 四步禁忌沟通法

有时在对话中，人们并不是真的对你的观点感兴趣，或者对是否公平感兴趣，或者对解决方案感兴趣。他们参与对话，要的就是让你无话可说。他们或许是和你抬杠，或许否定你的想法。他们还可能指出你的错误，证明他们是对的。最早由嗜酒家庭互助会（Al-Anon）提出的 JADE 四步禁忌沟通法，或许能帮得上忙。在这样的对话中，你应惜字如金，不要辩护、争论、捍卫或过度解释（简称 JADE）。

下面的例子里，27 岁的贝基患有边缘型人格障碍，她正和母亲玫琳凯通话。注意玫琳凯如何使用认可、SET-UP 沟通五件套、BIFF 沟通四件套和 JADE 四步禁忌沟通法。

贝基：妈妈，你能在 1 小时内来接一下珍妮（玫琳凯的外孙女）吗？你来照看 4 个小时，我准备了些玩具和一个花生黄油三明治。1 小时前，我工作餐厅的同事特蕾西请了病假，所以经理叫我去代班，我想去挣这笔加班费，这样才能换新轮胎。我大概半夜 12:30 下班，到时来接她。

玫琳凯: 嗨, 亲爱的。很高兴接到你的电话 (友好)。今天, 我没法过去接珍妮。我有其他安排 (坚定, 但她没有解释理由, 直接表明她的安排更为重要, 这样贝基就无法与之争论)。我希望你能找到人照看小孩; 那些加班费听起来也很棒 (友好)。(注意她是如何将 "坚定" 放在两段 "友好" 表达之间的。) 工作对你确实很重要。现在的情况也确实让你很为难 (来自 SET-UP 沟通五件套)。但是, 我今天不能过去照顾孩子 (坚定; SET-UP 沟通五件套已经奏效, 但她还使用了 BIFF 沟通四件套, 让女儿感受到坚定的态度)。

贝基: 你有什么事, 比照顾外孙女还重要?

玫琳凯: (不要陷入辩护、争论、捍卫、过度解释的圈套) 我看得出来你很沮丧, 也许还有点生气 (认可), 但我已经回答了你的问题, 我有其他安排。

贝基: 但是?!

玫琳凯: 其他安排。(根据需要重复即可。)

贝基: 那爸爸呢? 我相信他可以来! (爸爸总是为贝基开绿灯, 但是现在他知道父母需要团结一致, 尤其是在涉及规则的时候。)

玫琳凯: 爸爸站在我旁边。他摇着头。(不重复, 继续。)

贝基: 让我跟他谈谈!

玫琳凯: 他还在摇头。我知道这对你来说很难, 你肯定很失望 (认可)。我们现在正准备出发。我知道你一定很沮丧。一方面, 你需要钱; 另一方面, 你没法在最后一刻得到帮助 (感同身受)。我知道你左右为难, 你肯定很难受 (认可)。你为什么不试试西尔维娅和汤姆? 或许他们能够提供帮助。很抱歉我们没空。我知道你很希望我们能来（友好），但今天不行（坚定）。

贝基：（惊慌失措）妈妈，我需要钱！你到底在做什么重要的事?!

玫琳凯：我们事先就安排好了（不是辩护、争论、捍卫或过度解释）。也许下次吧，亲爱的。我希望你能找到一个人帮你。我对你有信心（友好）。

贝基：你想让我把珍妮留给一个陌生人吗？也许这人吸烟？你不爱她吗？你怎么当妈妈和外婆的？［实施情感勒索及制造迷雾（FOG）：恐惧感、责任感和内疚感，下一章中会有介绍。］

玫琳凯：［忽略迷雾（FOG）］我真的很希望你能找到人照看珍妮，这样你就可以挣一些加班费（支持）。我看得出来你很生气（感同身受）。你的经理应该也能理解，毕竟是临时通知的，也不会因此记恨你（更多支持）。但是，我们来不了，我们现在得走了（真相）。再见。爱你（友好）！你会没事的。（挂断电话，关闭铃声。）

应对孩子的愤怒

愤怒在发泄对象看来总是可怕的，但是边缘型人格障碍患者的愤怒程度可能会达到另一个量级。一位女士是这样描述边缘型人格障碍患者的愤怒：

> 当她怒火中烧时，邪恶的灵魂从她的身体里释放出来。她的眼里没有一丝生气，只有一片空白。她看不到我是谁或她是

如何伤害我的。她没有办法与其他人交谈，没有办法理性思考或争辩。她不讲道理。她的声音充满了急促、责备、贬低、傲慢，以及疯狂和偏执。她的语气非常快，啪啪啪，就像在用机关枪对我扫射一样。当我越来越害怕时，她开始踱步，咄咄逼人，越来越近。尽管我竭尽全力想让她清醒，她却变成了我不认识的陌生人。这来势汹汹的愤怒吓得我失魂落魄，让我无力招架，我只能看着她倾泻而出。这样她才能善罢甘休。

愤怒的孩子是痛苦的。但请记住，不管需要跑多远，你都必须逃出这龙卷风的波及范围。别低估泄愤行为对你的健康的伤害。设想一下，在繁忙的城市里居住，你家家门和车门都不上锁，你作何感想？你肯定觉得家无宁日，终日诚惶诚恐。这恰恰就是伤害带给你的感受。此外，当患儿遭遇挫折迁怒他人时，他们不仅使用语言暴力，还可能发展成肢体暴力。

首先，不要让患儿虐待自己。如果你的孩子暴怒，你需要立即让其他家庭成员（尤其是儿童）从这种情况中撤出，包括自己。你们可以待在另一个房间。但如果爆发已经到了失控的程度，你们就必须离开家。你可以将备用车钥匙、现金和其他需要的物品放入"应急安全包"。事先确定你的避难场所。联系亲友并确认在紧急情况下你可以前往。

可以报警吗？一般情况下不建议采用，这是迫不得已的办法。但是，不幸的是，报警有时是唯一的办法，所以你需要谨慎对待。作为患儿家长，你需要谨慎考虑这一点。倡导治疗中心（Treatment Advocacy Center）是一家"为严重精神疾病患者提供法律援助和及时有效治疗"的非营利机构，根据其提供的数据，未经治疗的严重精神疾病患者，在警方执法过程中，遇害的可能性要比常人高出 16

倍。报警可能会让危机升级，而本章中的沟通技巧可以缓解冲突。因此，无论何时何地，我们建议你不要报警，而是向其他机构求救，比如居住地区的相关机构（当然，对于部分人而言，警方以外的应急机构是有限的）。也请你们一定努力控制冲突，避免恶化，比如飙升到最高级。

假设事情没有那么严重，按照 1～10 分级量表划分严重程度的话，孩子得分若低于 5 分，你可以尝试以下方法和愤怒中的孩子交谈。

第一步： 进行腹式呼吸和采用正面信息安抚自己。建议如下：

- 我可以应付。
- 只是说说而已。
- 边缘型人格障碍患者都这么说话。
- 我让孩子觉得安全，所以他们才会在痛苦时错误地将怒气撒在我身上。

第二步： 确保你的肢体语言是放松的，包括声音和表情。你的孩子可以在对话中察觉到任何紧张、厌恶、愤怒或挫败的信息。你需要先在低压的情况下练习这项技能，然后才能在暴怒的孩子面前使用。你需要练习，因为身体在面临危机时的本能反应就是迎战、逃跑或僵硬。

第三步： 认可、认可、认可。使用 SET-UP 沟通五件套（在理解和坚持的氛围中提供支持、感同身受和陈述真相），还可视情况采用 BIFF 沟通四件套（简短、信息准确、友好和坚定）。另外，别忘了 JADE 四步禁忌沟通法（不要辩护、争论、捍卫或过度解释）。在认可孩子的情绪后，问他们到底是哪里出了问题。告诉他们，现在的方式会让你感到不舒服、心烦意乱，所以请他们轻声且有礼貌地说他们想要什么，这样你才会听。

第四步：如果孩子的愤怒程度没有降低，那你就说："等事情平息后，我再和你谈谈。"（或者，按照之前的建议，使用约定好的暂停信号。）注意措辞，不要说："当你平静下来。"当孩子情绪激动时，你不要说任何批评或否定的话。如果让孩子独处不会有安全问题的话，那么你就到别的房间去，到别的楼层去，到外面花园去，或者开车去别的地方散散心。

第五步：你的孩子会不断刺激你，因此你需保持淡定，耐心等待他们冷静下来："1小时后我们再讨论这个问题。"时间范围由你决定，但请记住，1小时对他们来说是最后期限，之后就要离开。

第六步：当你的孩子平静下来时，谈谈他们的愤怒。你可以提问。也许事情本身并没有刺激你的孩子，而是他们对事情的理解。例如，也许有人在学校或单位没注意到他们的感受，他们就往坏处想。如果可以的话，引导他们思考，换种思路。例如，"你有没有考虑过，也许他们没有看到你？"现在是时候对孩子的冷静给予正面的表扬或额外的奖励了，绝对不要批评他们的愤怒。可以的话，坚持给出正面的反馈。如果他们没能在你规定的时间内冷静下来与你交谈，第二天再在问题讨论会上谈谈这个问题。

第七步：祝贺自己。当你采取这些步骤时，你正在教会孩子如何容忍挫折，如何为自己的行为（愤怒）负责，以及如何安慰自己（他们需要在没有你的情况下让自己平静下来）。孩子会明白哪些说话方式不受欢迎，因此会在与合作伙伴或同事的交谈中避免使用。在这个过程中，你有许多需要学习的东西，哪怕是从现场离开到另一个房间去，或者走出房间到室外去。这些简单的动作都需要学习。你通过练习将成为精通边缘型人格障碍的养育者。

制定规则

如果孩子已经成年还与你同住，我建议你采取应对措施。比如，如果他们依旧放任自己的脾气，你必须请他们搬出去。如果他们在通话时发怒，挂断电话，不要再电话沟通（或在一段时间内）。如果他们在电话里再次发怒，不再通话的时间必须翻倍。如果他们是未成年人，他们的惩罚可以包括取消福利——只提供三顿饭、一间卧室和每晚检查他们的家庭作业。

父母应该像侦探一样，主动去发现那些可能会激怒孩子的未知事件或行为，这样才能在他们爆发时知道如何应对。比如，总结爆发时间和激怒原因的共性。你可能没有头绪。但可以在每次爆发后迅速记录下来，并写下可能的诱发原因——例如，放学或下班后跟孩子聊天。

"第一步是预防。最重要的是，你需要了解青少年期的边缘型人格障碍患者容易被激怒的原因。暴怒会因为睡眠不足在夜间发生，还是受药物的影响，或者在与朋友争吵时，再或者在期末考试和压力大的时候？你需要识别易怒和情绪变化的早期迹象，并防止其进一步升级。在某些方面，父母需要像科学家那样，关注这些反应的产生原因。"（Aguirre，2014）

孩子暴怒时，你可以用以下方式应对：

- 如果孩子愿意，你可以将你在第六章里学到的放松技巧与他们分享。当你发现他们焦虑不安时，建议他们试试。

- 如你所知，不要惯着你的孩子或向愤怒的孩子屈服，从长远来看，这对他们没好处。你的屈服只会鼓励你的孩子在有所诉求时再次发作以满足需求。
- 考虑用药。咨询专门研究边缘型人格障碍的精神科医生。
- 分散注意力。与孩子谈论一些与正在发生的无关紧要的事情，或者让他们参与某些活动。你应小心运用这个方法，因为这可能会激怒他们。有时好玩的双关语或愚蠢的笑话可能有助于缓解紧张情绪。

应对儿子的愤怒

以前，当儿子对我大发雷霆并出言不逊时，我首先会离开房间。现在，我首先要做的就是认可、认可、认可。我说我可以看出他对我非常生气，然后我安安静静地听他说话。但是如果愤怒已经失控，认可不再奏效的时候，我就会离开，给他时间重新控制好自己的情绪。他可能会破坏一些东西，但至少他不会冲着我来！然后，我坐下来听他以平静的语气讲话。如果情况升级为肢体暴力，我会把报警作为不得已而为之的办法。到目前为止，我没用过，但若真是为了确保安全，我也会这样做的。

谩骂

如果别人骂你、不断批评你或说令你讨厌的话，你肯定不会忍受。但当你的孩子这么做时，你会忍着。请不要这样做。因为，这么做对孩子和你都没有好处，你需要制止。如果他们知道以这种方式对待你可以没事的话，他们肯定会以同样的方式对待他人。这种恶劣的为人处世方式肯定会让你的孩子吃尽苦头。当你的孩子做出涉及谩骂和类似的行为，你一定要让他遵循"形式重于内容"的规则：如果形式糟糕的话，内容也是无效的。在这种情况下，形式具体指的是辱骂。

作为了解边缘型人格障碍的家长，你或许不会太在意谩骂、批评或脏话，认为它们不会给你带来伤害。但事实并非如此。你依旧会感到沮丧、抑郁、困惑、绝望，感觉自己是个糟糕的父母，当然你也不能好好照顾自己。这些迹象都表明你的孩子正在虐待你（是的，这是虐待）。如果你的孩子使用语言暴力，请重读第五章，并确保自己一定要尝试至少一种自我同情的方法，例如慈悲冥想。现在，你站在岔路口：标有"自我同情"的道路可以通向更加美好的未来；标有"什么都不做"的道路会让你崩溃，以至于最后，你没有任何东西可以给你的孩子，不再愿意和他们待在一起。

宝拉：为了我患有边缘型人格障碍的孩子，我向别人寻求帮助和支持，可是他们都不给力。医生认为我处理得还不错。其实，我的孩子非常好斗，医生并不能理解我正在遭受的虐待。从来没人问我是否遭受了虐待。也许我隐藏得很好。我觉得被孩子虐待是一件很丢脸的事。如果被人知道，他们肯定会认为我很差劲、很失败、很绝望。不知道为什么，我感到非常孤独和内疚。我也弄不明白。

原来，当我看到身边的父母看上去（表面上）都做得很好时，我不停地问自己，为什么我不能做个好家长。我想我害怕周遭的评论（我们住在一个富裕的小镇）。这种环境里孕育着一种期待（标准）。当我向咨询师提到虐待这件事时，他们都没有理会，甚至还称赞我的坚忍。我认为他们的重点是儿童被虐待，他们很少或根本不知道真的有父母会被虐待。我很孤独。

如果你像宝拉一样感到孤独，请寻求他人的支持。不要独自面对语言上的辱骂，不要忍受它。你可以使用本书中的方法来应对它。

丹尼尔·S.洛贝尔医生的诊室一角

孩子和你的交流不仅要有内容，还要有形式。"内容"包括他们所说的话（例如，"我可以和朋友一起出去吗?"）。"形式"是指他们说话时体现出的礼貌和尊重程度（例如，不要大喊大叫、咒骂或骂人）。

当孩子以你不可接受的形式与你交谈时，请忽略内容并说："当你能用平静的语气跟我讨论问题时，我们再谈。"如果你的孩子继续虐待你，离开房间，到外面去，开车离开。如果你的孩子已经成年，一直用这种伤人的方式跟你交谈的话，你可以拒绝跟他们交谈。这些相同的准则适用于电话交谈。如果你坚持使用这些方法没有退缩的话，下次孩子再提要求时，就不得不改变他们的语气了。（我们将在第九章讨论规则。）请注意，在孩子与他人进行交流时，形式比内容更重要。

本章的主要内容

本章介绍了与边缘型人格障碍患儿有效沟通的实用技巧。记住，有效的沟通能够帮助你们"建立"起良好的亲子关系。你可以多多研究这些沟通方法，直到你熟练掌握。你不能边看书边谈话，所以你必须与信任的人提前练习。如果对象是孩子的话，一定从容易的事情开始，然后再尝试更为复杂的情况。当有疑问或当事情变得激烈时，认可孩子的情绪。这个怎么用都不嫌多。如果把认可看作是一个词的话，它出现的频率就像英文单词"the"一样高。当你需要表达一个观点时，请使用 SET-UP 沟通五件套。那应该是除了认可以外最常用的工具了。当你需要提出重要观点（并且可能需要采取或不采取一些行动）时，请使用 BIFF 沟通四件套。最后，注意避免沟通中的 JADE 禁忌。

本章的重要内容，请牢记：

- 练习良好的沟通技巧。

- 不要否认你的孩子，否则还不如什么都不做。

- 专注于你的信息。反复强调。采用"坏磁带"技术——一遍又一遍地重复你的信息。

- "形式永远重于内容"。你必须告诉孩子，只有他们冷静地交谈，你才会听。如果你忍受孩子的大喊大叫，并不让他们承担任何后果的话，你将会增加他们愤怒爆发的频率和强度。

第八章

养育边缘型人格障碍
患儿的妙招：第一部分

避免代劳并应对恐惧感、责任感和内疚感

星期六是安德森一家的家庭日，他们家的惯例是由孩子们轮流决定家庭日的安排。帕特和乔有两个孩子，13岁的唐和11岁的艾米，其中艾米患有边缘型人格障碍。上周轮到艾米做选择，所以她选择去郊游和看迪士尼电影。这次，总算轮到唐了。他终于可以选择自己想做的事情了，虽然上周他勉强看完了电影，但他总觉得那很没劲。他神采奕奕地说道："这次我想去打保龄球。"然后，他便吃起了煎饼。父母也同意了。但艾米的眼中充满了愤怒。大家看了看彼此，他们明白那个表情意味着什么。

"我不想打保龄球，"艾米大喊，"我的手臂不够强壮，我总被打败！我不擅长。唐打得比我好，所以他想打保龄球。"父母怎么讲道理都不管用，艾米开始大发脾气。父母心里清楚除非艾米能同意，否则大家哪儿也别想去。妈妈问："唐，你能不能选点艾米也想做的事？"唐面无表情地嘟哝着："随便。"

几天后，帕特跟朋友聊天时说："这个11岁的孩子在我们

家呼风唤雨。我们只能听她的。只要她有想要的，就会逼我们答应，直到我们无处可退，只能满足她的要求。除此以外，家无宁日。我们管不了她。像停掉零花钱这样的常用办法对她根本行不通。我们只能选择满足她的要求才能换来片刻宁静。"

如果你们是了解边缘型人格障碍患儿的父母，你们肯定看明白了这个故事里的关键信息，那就是"惯养怪物"。帕特和乔非常擅长"惯养怪物"，这是养育边缘型人格障碍患儿的错误方式。你们需要分清，边缘型人格障碍才是"怪物"，而不是孩子。

丹尼尔·S.洛贝尔医生的诊室一角

边缘型人格障碍患儿认为父母要为他们的幸福负责，所以常指责父母不称职。随之而来的内疚感让父母明知不可为，却对孩子让步。有时，他们已经被频繁的冲突和虐待折磨得筋疲力尽，他们早已疲于应付，只好选择让步。我们将这种向患儿不合理要求让步的行为称作"惯养怪物"，它只会让边缘型人格障碍更难控制。

为了判断父母是否在"惯养怪物"，请观察孩子是否出现以下特征：

脾气暴躁： 由于父母从未让他们体会过等待带来的挫败感，所以他们才会易怒。下次当孩子需要立马回复或立刻得到某物时，你不要立即回应，而是让他们在你方便的时候再提出来。这样的操作可以教会他们容忍挫折。

过分地咄咄逼人： 由于孩子每次发脾气或暴怒都能得逞，所以他们认为咄咄逼人的态度能帮他们得偿所愿。你需要记住"形式重于内容"的规则。你不应该对咄咄逼人的孩子（暴怒、发脾气）让步。

很难感同身受：由于孩子从不考虑别人的感受，所以他们也很少会换位思考。例如，在开篇的故事里，孩子们本应轮流决定怎么度过家庭日，而艾米完全没有考虑到哥哥的感受，无视哥哥握有决定权这个事实。你需要坚持原则，并向孩子解释如何换位思考。

以自我为中心：由于孩子一直以来都是全家关注的焦点，所以他们总以自我为中心。当他们以糟糕的方式求关注时，你不要反应过度。不要让孩子喧宾夺主，毁掉别人的好日子（生日、婚礼）。例如，当孩子着装不当去上学时，你不必大惊小怪。因为孩子这么穿很可能就是为了求关注，所以你可以告诉他们如何恰当着装，但不要把它变成一场轩然大波。当你的孩子以不带负面情绪的方式或积极的方式做事时，你需多加关注并给予正面肯定，这可以鼓励他们重视此类行为。

易受伤害：因为你的孩子相对比较脆弱，所以更容易产生自我厌恶情绪和自残行为。他们没机会学习自我安慰或灵活处理等应对方法，所以易受到伤害。他们怀疑自己的能力，所以在内心深处，他们极为自卑。

自理能力差：身为边缘型人格障碍患儿的父母，如果他们选择不"惯养怪物"，那么他们的孩子将更独立和能干。反之亦然。所以常常被惯养的边缘型人格障碍患儿，自理能力最差，却非常擅长使唤别人为自己做事。

当患儿发现他们的语言暴力或伤害他人的行为能让他们得偿所愿时，他们便会更频繁地使用这些行为。这就是基本行为中的正强化（positive reinforcement）原则。换句话说，父母通过不断让步积极强化了其行为，增大了此类行为的发生概率（发脾气、抱怨、恳求、愤怒）。当你屈服于孩子的行为时，你会增大孩子重复该行为的可能性。他们会把这些行为作为自己为所欲为的主要工具。

这还不是问题的全部，时间越长，这些行为会变得越来越伤人，父母也越来越难改口说"不"。这种螺旋式的下降让父母感到越来越无助和绝望，甚至不再想与孩子待在一起。显然，与孩子相关的一切带来的都是无尽的痛苦。

有四种方法可以让你不再"惯养怪物"。在本章中，我们将讨论前两种方法——停止代劳和拒绝情感勒索。在第九章中，我们将讨论后两种方法。当你们牢牢掌握这些方法后，你们就可以成为精通边缘型人格障碍的父母，不再"惯养怪物"。你们和孩子的生活都会因此变得更加充实。让我们从停止代劳讲起。

停止代劳

代劳指的是父母为了不让孩子为其行为造成的后果担责，替其善后的过程。这与支持不同，支持指的是父母帮助孩子做一些自己无法做到的事情，例如系鞋带；或者帮助他们更好地控制自己的行为或掌控自己的生活，例如鼓励他们接受治疗。父母的代劳行为让孩子失去了从错误中学习的机会，所以是一种"惯养怪物"的方式。深爱孩子的父母，如果总帮孩子摆脱困境，那么他们将永远无法成长，无法成熟。他们也不会变得有责任心或学得独立。

孩子习惯父母替其代劳后，就不会再想搬出父母家，不会找工作或离开父母，而只会嫁给/娶愿意照顾自己的人。父母可能还要担心他们将永远无法独自生活。代劳不会给孩子带来任何好处。代劳是一张单程票，意味着你将一直给予孩子经济和情感支持直到你离开人世，而且你还要担心他们在你死后该怎么办。这可能听起来很夸张，但事实就是如此。

随着年龄的增长，大多数孩子都会越来越独立。但当你建议患儿独立完成某事时，他们觉得自己像是被赶出了家门，跌落了30英尺（1英尺＝0.3米），最后掉到一辆装满粪便的货车上。他们会满口抱怨，并愤怒地指责你是"不称职的父母"。他们会表现得像个受害者，或者以其他方式虐待你。他们认为父母的要求让他们觉得很糟，因此父母肯定是罪魁祸首。当然，事实并非如此，并不是父母让他们产生了被抛弃和被拒绝的恐惧。疾病引起了这种恐惧；父母只是触发了这种恐惧，并沦落为他们情绪发泄的对象。所以，如果孩子对你的建议反应消极的话，你不必记在心上，你只需要知道你正在做对的事情就可以了。

父母应该引导孩子逐渐对自己的生活负起责任来，并且在他们能够承担更大的责任时（同时仍然能够寻求帮助），给他们更大的自由。例如，如果青春期的孩子能够遵守电子产品使用时间的约定，那么当他们提出增加30分钟的自由安排时间时，父母就可以灵活处理。

朱莉： 我31岁的儿子一直流落街头，以街头卖艺为生。他一脸凌乱地走在大街上，老想着要改变世界，可却无法拼凑出改进的好办法。

现在他有一份全职工作和一辆自己的车。每天一如既往地早起工作。如果他目前的工作干得不顺利，他可以在几天内找到一份新工作。以前，只要他在工作中遇到问题，就会一直赖在床上。现在，他的变化让我难以置信。

我并不是说一切都恢复正常甚至很完美。但我认为至少看到了希望。我认为，边缘型人格障碍是可以控制的，就像糖尿病患者的血糖也可以控制一样。边缘型人格障碍的控制效果不会立即显现，而且还会出现反复。所有的疾病都是如此，只是边缘型人格障碍患者的病情反复得更加明显而已。我们的工作是学习如何提供最恰当的情感支持而不是为其代劳。这是学习中最难的一部分！我努力保持坚强和坚定的信念。最重要的是，爱着他并接受他的生活方式。

作为父母，只要他们了解边缘型人格障碍，就不会因为孩子的感受而影响自我的价值判断。患儿的自我认知不稳定（身份问题）。当别人（尤其是父母）满足他们的需求时，他们认为自己很可爱；当别人不能满足他们的需求时，他们就觉得自己很讨厌。如果你被孩子这种非黑即白的观点影响的话，你就会违背自己的内心做出无原则的让步。你为孩子代劳，就是在"惯养怪物"。同样地，你的孩子还会对你实施情感勒索。

不要被恐惧感、责任感和内疚感所操控

情感勒索是一种强有力的操控形式。我们身边的人会用直接或间接的方法威胁我们，如果我们不按他们说的做，我们就有苦头吃了。许多了解边缘型人格障碍的专业人士认为，边缘型人格障碍患者绝不是有意操控别人；相反，他们只是在努力求生。当我们正被孩子情感勒索时，我们很难将孩子和边缘型人格障碍区别对待。

无论边缘型人格障碍患儿在生活中经历了什么，他们通常都把这些经历看成生死搏斗。因此，他们会通过制造迷雾（FOG）来实

施情感勒索。迷雾（FOG）是由苏珊·福沃德（Susan Forward）提出的恐惧感、责任感和内疚感的英文首字母构成的合成词。情感勒索者就是通过利用勒索对象的恐惧感、责任感和内疚感制造迷雾来进行勒索。正如画家运用颜料和画笔作画一样。迷雾飘来，带来了乌云，迷惑了你的双眼，让你去"惯养怪物"。孩子可能会有意或无意地对你实施情感敲诈。

以下是利用父母的恐惧感、责任感和内疚感对其实施情感勒索的例子：

- 如果你爱我，你会这样做（不会这样做）。
- 我以为你是个好父母，但我想错了。
- 如果你不为我这样做，我会割腕。
- 如果你不让我去，你就是世界上最差劲的父母！
- 我朋友的父母都这样做（都不这样做）。为什么你们不能和他们一样？
- 是你欠我的。
- 你怎么能这样对待自己的孩子？

边缘型人格障碍患儿实施情感勒索，常常是因为他们没有更好的方法来达到目的。他们非常了解你，以及你的弱点和诸多隐私。他们迫切需要你满足其需求，这样他们才能获得安全感和感到被爱，才能确保自己没被抛弃。如果情感勒索主导了你们的亲子关系，我建议你去看心理医生，并阅读福沃德的《情感勒索》(*Emotional Blackmail: When the People in Your Life Use Fear, Obligation, and Guilt to Manipulate You*)。

如果你正被边缘型人格障碍患儿情感勒索，你可以从福沃德的建议中获得启示。

慢下来：无论孩子给你的压力有多大，你都不要立马做出决定。因为你和孩子都需要适应慢下来的节奏，所以你们都可以尝试横膈（或腹式）呼吸。为了给自己一点喘息空间，你可以说：

- 我需要一些时间来考虑这一点。
- 我现在没有答案。
- 我们稍后再讨论。
- 我对它的态度还不确定。我需要些时间思考。
- 你问了一个很重要的问题，所以我需要时间考虑。
- 我需要和你的父亲谈谈。

孩子会想知道你需要多长时间才能决定。如果你不确定，请回答"看情况"。如果你心里有数的话，就稍微多预留点考虑时间。这不仅对你有好处，也可以增加孩子的挫败耐受力。如果孩子说事情有实际的截止日期，你需要去确认其真实性。在时间方面，你应掌握主动性。

调查：关于孩子的请求，按需搜集以下信息，考虑以下问题：

- 孩子是否礼貌地提出了请求？
- 孩子提出的请求对他有好处吗？
- 孩子是否在情感和智力上为此做好了准备？
- 孩子以前做过这样的事情吗？如果答案是肯定的，那结果怎样？
- 如果出现问题，你可以电话联系孩子吗？
- 那里是否有可靠的人，是否有你不认识的人，或者是否有孩子不适合结交的人？
- 这是否有助于教给孩子一些有价值的东西，例如独立性或责任感？

告诉孩子你的决定：不要做任何辩护。如果你决定不满足他们的要求，就要为他们的反应做好心理准备。首先，认可他们的失望情绪。按需使用 SET-UP 沟通五件套（支持、感同身受、真相、理解、毅力）。如果他们依旧无法理解你的决定，你可以使用更为强势的 BIFF 沟通四件套（简短、信息准确、友好和坚定）。避免使用 JADE 禁忌（辩护、争论、捍卫或过度解释）。如有必要，及时走开，离开房间或房屋。

阿姆丽塔：我的儿子德夫 5 岁时出现了边缘型人格障碍症状。儿科医生建议将他锁在房间里，然后房间被他砸坏了。高中时，事情变得更糟，我们只能让他在家学习。

在他 14 岁的时候，一位心理治疗师告诉我："你不能控制孩子。"我说："我有没有听错啊？因为在你之前，所有的医生都教我要做个好家长，好好管教孩子。"她接着说："因为你无法控制别人，所以你才为此而发疯。你也无法帮助或拯救别人。如果你的宁静与幸福来源于他人，那么它们就不由你决定。"

之后，事情发生了变化。不是德夫做出了改变，而是我。

他现在露宿街头，对抗烟瘾。这事说来话长，但如果他还有烟瘾的话，他就不能住在家里。为了帮他戒烟，我和他的父亲搜集了所在城市的所有资源，并给他提了很多建议。当然，我们这样做也是为了让自己安心。但他却拒绝了我们的建议。于是，我不得不放弃，让他自己抉择。他像一把悬在我头顶的剃刀，我只能将他移开。我心里想着，哪怕他死了，那也是他的选择。

天冷了，他打电话来要他的冬衣。我们会约定在某个十字路口交接。当我看着他又脏又乱时，我内疚得要命，我怪自己没把他带回家。他说他可能撑不到戒掉烟瘾的那一天，就会自杀。他一直都这么跟我说。我遭受了情感勒索。我说："我们在家里无法满足你的需要。你可以拨打我给你的号码。你需要的是更多的管教，而我们无法扮演监狱长的角色。"然后我一路哭着回了家。

我们做出了正确的选择。3 天后他打电话说他要么去戒烟，要么去蹲监狱。他终于明白了，我们不会像以前那样去救他。他也和狐朋狗友断了联系。

现在，我开始看有关相互依赖的电子书，而不是独自恐慌和担忧。我阅读关于爱与割舍的书籍，并加入了成瘾儿童父母的支持小组，所以我并不感到孤单。我遇到了合适的治疗师，并服用抗抑郁药。我学习用水彩和丙烯酸颜料画画。我开始写小说，还用它参加写作比赛。我有了自己的博客。这都让我有所牵挂。

他可能会因自己的选择而失去生命，他也可能因为这次的努力过上不错的生活。我们拭目以待，或许这一次他真能做到。

我们已经介绍了情感勒索的基础知识，以及应对情感勒索的办法。下面将详细介绍制造迷雾（FOG）的三大要素（恐惧感、责任感、内疚感）及其过程。

恐惧感

天哪，边缘型人格障碍患儿父母有太多原因感到恐惧：

- 害怕孩子会自杀。

- 担心边缘型人格障碍患儿对兄弟姐妹产生负面影响。
- 担心孩子永远不会像正常人那样过上幸福生活。
- 担心孩子最终会沉迷于某种东西或入狱。
- 害怕严格执行规则的过程中激怒他们。
- 担心自己是害孩子患上边缘型人格障碍的坏父母。
- 害怕最终会遗弃自己的孩子，同时也害怕自己为孩子代劳太多。
- 担心孩子永远无法独立生活和照顾好自己。
- 担心孩子会疏远关心他们的其他家庭成员。
- 害怕孩子会自残。
- 担心孩子不能完成高中学业。
- 担心会放弃自己的孩子。
- 害怕孩子满 18 岁后，他们会失去对孩子治疗的发言权，或者无法了解他们的治疗进程。
- 担心孙辈不能在良好的环境中成长，可能被忽视或在情感上受到虐待。
- 害怕孩子在没人帮助或被认真对待的情况下受到情感或身体上的虐待。
- 担心孩子的婚姻无法继续下去。
- 担心孩子无法学会爱和同情他人。
- 担心自己的心理健康。
- 担心孩子无法找到工作或保住工作并最终无家可归。
- 担心孩子会怀孕或染上性传染病。
- 害怕自己离开后孩子将无法独立生活，而照料的重担会落在其他子女身上。

你经历过类似的恐惧吧，你还会一直诚惶诚恐吧。如果你成天想着这些，你将做不好任何事情。满脑子的恐惧、焦虑和担忧并不会阻止它们变成现实。如第五章所言，恐惧会引起压力，并导致应激反应。在出现应激反应时，大脑会大量分泌皮质醇和肾上腺素，持续的压力状态会引起身心不适。所以，你要怎样控制你的恐惧呢？

这确实很难，目前最好的办法就是全然接受（详见第五章）。你需要花时间学习全然接受，有时甚至需要花很多年。在学习全然接受的过程中，你需时刻提醒自己，无论让你恐惧的原因是什么，这都不是你的错，也不是你能控制的，更不是你能治愈的。你确实深爱着你的孩子，但你不能掌控他们的生活。他们拥有自己的生活，他们可能会过得很疯狂，也可能会过得很离谱。

你可以通过以下练习来控制你的恐惧：

想象一下，你患有边缘型人格障碍的孩子可能会遇到的最坏情况，并将它写在纸上，思考你将如何应对。你要记住，无论这个结果会给你带来多大的创伤，你都会熬过来的。你别无选择。现在，想想你能为孩子做的事情有哪些，并把它们记下来。例如，你可以为他们提供支持，征得他们同意，然后替他们找到最好的治疗方案。

你需要专注于你能为孩子做的事，而不是你不能做的事。你这样想可以消除内心的恐惧。

责任感

杰西卡：我 21 岁的儿子为了从我们这里索取东西，总是绞尽脑汁，这让我筋疲力尽。有一次，他说车坏了，需要 300

美元维修费。我们说只能负担一半。后来我们才发现他的车完好无损，因此我们大吵一场。两个月后，他好像完全忘记了之前修车的事，又来跟我们要钱。他说不能和朋友合租了，所以需要另租公寓，但没钱交押金。我们不想让他露宿街头，所以就直接把押金付给了房东。我们花了大量时间制定了一套强有力的详细规则，明确规定了他需要偿还300美元和担负起他必须承担的责任，以及我们可以提供的帮助等，并写在了纸上。可现在他又发来邮件，要我们帮助他支付汽车保险。原来，他的车在一年里发生了三起事故，他也吃了两张超速罚单，所以续保是相当困难的。可是我的丈夫都没跟我商量就答应帮助他，并说这是"我们的职责"。我不知道什么时候是个头，我太累了。

父母觉得自己有责任帮助患有边缘型人格障碍的孩子，哪怕他们永远不会以同样的方式帮助其他健康的子女。结果，他们却在"惯养怪物"。作为父母，你们的义务是尽最大努力把孩子抚养成人，教他们自食其力，这样他们才能居有定所，拥有和谐的家庭和社会关系。

请记住，在孩子的成长过程中，父母有责任教会他们处理日常生活中的事情，比如管理金钱、打扫卫生等。但是，一旦孩子成年，父母就没有责任再为他们提供住宿、资金，收拾他们的烂摊子。父母也不用再帮他们洗衣服，听他们抱怨你毁了他们的生活。如果他们的驾照被没收或车子损坏，父母也没有义务开车接送他们。父母更没有义务容忍他们在家里抽烟。任何年龄的孩子都可能利用责任感对父母实施情感勒索。只有你自己才可以让他们收手。不要再因为你的责任感被他们情感操控了，你必须对他们的勒索说"不"。

内疚感

制造迷雾（FOG）的最后一个部分就是内疚感，这种感觉我们都太熟悉了，特别是患儿的父母。我们通过一个简单的练习了解各种形式的内疚感，并试图将这种内疚感转化为有用的东西。将一张纸分为 4 列，并为每列添加以下标题：

1. 一些我无法控制的事情让我感到内疚
2. 已经发生却无法改变的事情让我感到内疚
3. 莫名的内疚感，或者激素引起的内疚感
4. 我正在做的事让我感到内疚

标题设置好后，开始填入相应的内容。例如，第一列可能包括"在了解他们的病情前，我一直否定他们"。第二列可能包括"前配偶导致我的孩子患病"。第四列可能包括"担心边缘型人格障碍的相关行为对健康的孩子产生影响"。每列的内容可能有重叠，没关系。

现在看看你的清单。对于 1~3 列中的内容，无论你的内疚感多合情合理，它都会给孩子带来不利影响。首先，这种内疚感会导致你"惯养怪物"——为孩子代劳或屈从于情感勒索。其次，内疚感会耗尽你所有的时间和精力，让你没有精力再去解决问题。可是，你真正能做的事就是解决问题。你需要足够的创造力、探究能力、开创性的思维能力才能真正解决问题，于是请不要把你的力气浪费在内疚感上。同样，这种内疚感会让你没有精力再去关爱你的其他孩子，当然也无法关爱自己。

这个练习或许能为你带来巨大的收获。但是，万一你真的做了

万劫不复的事情，让你愧疚不已，那该怎么办呢？听听盖尔的故事。

> 孩子小的时候，他常常受到他父亲的虐待，这给他的身体、情感和精神带来了极大的创伤。而当时的我却冷眼旁观，极大地伤害了他的感情。为此我深感内疚。于是我改变了我的育儿方式，决定抚平已有的创伤并重获他的信任。有时，当我面对孩子的边缘型人格障碍手足无措时，我就采用"暂停"的方法。虽然我依然感到内疚，却不像以前那样沉重了。我开始专注于我能解决的问题。

现在看来，盖尔可能因孩子幼年时自己犯下的错深感内疚，所以多年来她一直没能原谅自己，将自己禁锢在"父母监狱"中。盖尔的故事不属于"我正在做的事让我感到内疚"一列，而是属于"已经发生却无法改变的事情让我感到内疚"一列。盖尔先犯了错，然后才知道孩子患上了边缘型人格障碍。她无法改变那些错误，但她可以选择改变她的养育方式，这就是她正在做的事情。

你们的内疚感产生的原因可能不同，但是你们都可以从大量的资源中获得帮助。现在，你可以获得丰富的资料（书籍、网站、博客、视频），也可以采用已被证实有效的治疗方法，还可以向非营利组织寻求帮助。现在的状况与1998年出版《父母的希望：如何不为难自己或家人来帮助边缘型子女》时已大不相同。如果你的孩子当时被诊断出患有边缘型人格障碍，没有医生可以帮到你。可现在，不仅有专科临床医生，还有家长支持团体，他们都能给你提供大量帮助。因此，如果你能专注于美好的现在，而不是沉迷于无法改变的过去，就会感觉好起来。

和普：我来到女儿的学校，看见一群孩子正为大四做准备。我和几位熟悉的家长聊了聊，回家后大哭了一场。我的孩子无法像其他孩子一样生活，我觉得自己是个失败的母亲。第二天，我就去出差了，和一个不大熟络的同事同住。她谈到她的一个女儿，以及她多年来地狱般的生活。我问："她患有边缘型人格障碍吗？"答案是肯定的。我禁不住哭了起来，感觉如释重负。我意识到，我或许犯过很多错，但孩子的病不是我造成的。这一刻我释然了。

精明父母的育儿方法

卡西：我明白我不能独自应对边缘型人格障碍。我的儿子曾两次情绪崩溃。这些经历让我清楚地认清，我无法独自处理他的边缘型人格障碍。我相信医院的专科医生可以处理得比我好。他住院后，我开始关爱自我，并编写了一份家规。他必须遵守这些家规，不能跟我们讨价还价。

第二天他打来电话询问是否能回家，我的回答是，只要他同意遵守家规就可以。他同意了。令人惊讶的是，三个月里的大部分时间他都能遵守。我现在不再羞于寻求帮助了，我认为这能让他获得需要的帮助。我感觉好多了。我不再独自扛了。

伊莎贝拉：首先，我必须彻底接受我的女儿与众不同。其次，通过辩证行为疗法和大量研究，我发现了能有效减少冲突的沟通方式。再次，我明白了孩子由于类固醇的原因容易情绪失控，反应也可能会过度，这不是她能控制的。最后，如果这些都不起作用，我就会假装孩子的身体被外星人入侵，我要对付那个外星人。

宝拉：我们一旦跟孩子说"不"，很可能会激怒孩子，所以我们不说"不"。我们找到了其他表达方式，比如"那太贵了，我想我们买不起"或"这周很冷，这个最好夏天做"。或者，我们建议女儿思考一宿后再决定（她很冲动）。

梅：我经常使用幽默的方式回应女儿。当她要求买一些不切实际或昂贵的东西时，我通常会回答"嫁给有钱人"或"等着卡戴珊收养我们的那天吧"。当她有所要求或不想做家务和作业时，我也经常用这个办法。

克里斯汀：我发现对话比直接提要求更有效。我不会说"去收拾盘子"，而是说："嘿，你忙吗？你能帮我洗碗吗？"它让女儿觉得她有一个选择，而不仅仅是因为"妈妈叫我做"。

塔玛拉：耐心有很大的帮助。我认为我最大的优点就是有耐心，我也愿意接纳和包容。

让：我身体力行地教会孩子宽容地对待自己。比如，当我犯错时，我不会批评自己或说自己"愚蠢"。这样我的孩子看到了，就会认为自我批评不是恰当有效的回应方式，反而会让事情变得更糟。边缘型人格障碍对她的影响已经够大了，我当然不希望她变成一个自我否定者。

贝拉：不要太在意孩子的行为。当孩子沮丧、焦虑、冲动时，他们会经历巨大的痛苦，并出口伤人。即使他们是对你说的，他们大多针对的是自己的痛苦，而不是针对你。你可以做几次深呼吸，将疾病与孩子分开看待，并反复告诉自己，我的爱大过你的痛，并且尽可能平静地回应孩子。

本章的主要内容

你去农场喂养过动物吗？当你在喂养一只绵羊或山羊时，其他羊也会跑来对吧？虽然你已经没有饲料可投喂了，但它们依旧贪婪地嗅你的口袋、舔你的手，直到另一个饲养员到来，它们才肯罢休。这些动物每次都收到了积极的反馈，所以它们乐意跑到人身边。但是，在自然环境中，动物可能不会这么做。

正强化的原则同样适用于"惯养怪物"。当孩子们有新的需求时，他们就会寻找能够满足他们需求的人。以往的成功经验告诉他们，只要他们故技重施就能得偿所愿。所以，你必须谨慎决定哪些行为可以获得奖励。作为精通边缘型人格障碍的父母，你会强化你所期望的行为，例如取得好成绩和摆桌子，而不是崩溃或者在墙上打孔。这样一来，你和孩子都会成为赢家。

请牢记本章中的以下要点：

- 你需要学会原谅自己。如果你总为无法控制的事情或已经发生的事情感到内疚，那么你将无法好好养育子女，这会让情况更糟。

- 你和孩子对自主权和独立性的看法截然不同。你希望他们具备这两种品质，而他们则认为如果他们拥有了这些品质，就会被你们抛弃或拒绝。这种博弈让父母只好代劳或忍受情感勒索，最终惯养了一个"怪物"。父母可以通过认可他们的情绪、和他们共度时光的办法，让他们感到安全和关爱。即使你知道一年级的孩子害怕上学，并且你也不愿意与他们分开，但为了他们的成长，你仍然要让他们去上学。你知道这是孩子获得独立必须迈出的第一步。这相当关键。当你要求孩子遵循规则时，可能会遇到诸多挑战。尽管你的孩子安于现状，希望你代劳，你也必须鼓励他自己出去闯荡（并且给予支持），只有这样他才会迈出独立的第一步。

第九章

养育边缘型人格障碍
患儿的妙招：第二部分

制定行为规范并解决问题

上一章中，我们介绍了"惯养怪物"的概念（怪物是边缘型人格障碍，而不是你的孩子）。为了避免以下行为的发生，父母违背自己的内心，无原则地对孩子让步，做自认为不对的事，这就是"惯养怪物"。

- 虐待孩子。
- 亲子冲突。
- 深感内疚和不称职。
- 在公共场合受到羞辱。

第八章中，我们提到了防止"惯养怪物"的两个重要技巧：

- 停止代劳。
- 拒绝情感勒索和不再被恐惧感、责任感和内疚感所操控，或者制造迷雾。

在本章中，我们将介绍另外两个：

- 制定行为规范并确保落实（边界）。
- 帮助孩子解决问题，以便他们能独立完成。

制定行为规范

因为边缘型人格障碍患儿的形象和情绪都不稳定，所以父母需要制定行为规范、框架、规则和表达期望来引导孩子。最初他们不会遵循，但父母只要坚持执行，孩子就会逐渐知晓其内容。这样一来，父母不仅利用奖惩规范了孩子的行为，还避免了不可控原因引发的争吵。

请始终牢记，无条件的爱不等同于无条件的宽容。

安竹梅：我遇到的最大挑战就是制定行为规范并严格执行。我知道我需要制定行为规范并严格执行，但我在这个过程接连受挫。如果她自残怎么办？如果她再次尝试自杀怎么办？万一她离家出走怎么办？然而，我的担心纯属多余，我的孩子只希望我一如既往地迁就她。我是为了让她感到安全和关爱才代劳的，可她却误以为她做什么都不要紧，犯什么错都会平安无事，不用承担后果。

制定行为规范容易吗？显然不！我们花了整整一个月的时间沟通，其间她无数次地打闹、喊叫和哭泣。最终她才明白，我非常爱她，但是我担心她的不当行为会让我失去养育她的权利。这样，她才明白了制定规则的目的、内容及违反的后果。

奖励和后果

受访的患儿家长几乎都认为，惩罚不会改变孩子的行为。这可能是因为精神疾病直接引起了这些不受欢迎的行为。如果我们期待通过惩罚来控制其行为的话，就像采用惩罚减少躁郁症患者的躁狂发作一样，肯定是徒劳的。你无法通过惩罚阻止躁狂发作，但你可以尝试使用奖励和后果的方式，影响他们在疾病发作时的行为。同样，你无法用惩罚改变孩子的感受，但可以尝试使用奖励和后果减少他们的行为带给自己、感情生活和财产的伤害。

因此，当你在制定行为规范时，需要考虑的是奖励和后果，而不是惩罚。如果孩子在某方面是可信的，你就可以在这方面对他委以重任。若他们滥用你的信任，就应该承担后果。比如，下次他们若想参加类似活动，或者需要承担更大责任的活动，将被拒绝。这就是他们必须承受的后果。例如，青春期的孩子如果能在一段时间内做到晚上按时回家，那么你就可以把回家的时间适当放宽松一点。如果他们未能做到，你就不能允许他们晚上外出或设置更早的回家时间。具体情况由你决定。正如每个孩子都有独特的 DNA 一样，边缘型人格障碍患儿也需要独特的奖励和后果机制。

当然，父母需要管理好奖励和后果的具体内容。大部分情况下你是可以做得到的。例如，如果你为孩子的手机付费，你就可以关闭账户或没收手机。奖励越吸引人和后果越严重，效果就越好。留心观察，如果孩子做了你喜欢的事情，不论孩子多大，一定要积极肯定。例如，孩子如果记住把垃圾拿出来或着装得体地上学去，你都可以表示赞赏和肯定。每个人在做正确的事情时都希望获得认可。它也会鼓励更多的正面行为。

用好正强化的规则

边缘型人格障碍患者害怕被抛弃，所以他们做的许多事情都是为了寻求大家的关注。如果患者无法获得积极的关注，他们知道更好用的求关注办法，那就是采用夸张的行为。所以，你要捕捉孩子的正面行为，并及时奖励他们。同样，当你发现孩子改掉了负面行为时，给予奖励。你可以从努力发现这些行为和面带微笑地表示感谢做起，确保肢体语言（面部表情、语调、姿势）与实际语言相匹配，并且全程全神贯注。如果孩子没有做任何积极的事情，那就奖励他们的中立行为。以下是奖励的例子。

- 一个拥抱和一句"谢谢""我为你感到骄傲""干得好"等（使用具体细节表明你真的注意到他们做了什么）。
- 让他们和喜欢的人有更多的时间待在一起，或者让他们有更多的时间做他们喜欢的事情。
- 允许他们晚上回家的时间往后延长半小时。
- 做一顿他们喜欢的饭菜或去他们喜欢的餐厅就餐。
- 让他们可以用车更方便。
- 周末拥有更长的睡眠时间。
- 延长电子产品的使用时间。
- 晚上看电影。
- 为他们的房间增添新的东西。
- 送他们演唱会门票。
- 允许他们邀请朋友过夜。

- 为他们买新衣服。
- 在日历上标记奖励。
- 允许他们下载一个应用程序。
- 允许他们玩游戏。

当孩子做出不受欢迎的行为来引起注意时，只要他们自身没有深陷危险之中，或者将他人置于危险之中，你就可以忽视，不用反应过激。有时，他们纯粹是为了引起你的注意，才会做那些令人讨厌的事情。例如，他们在参与家庭活动时穿着不得体，就是为了激怒你，让你难堪。如果你要求他们换衣服的话，他们就会与你争吵。在这个例子中，你可以告诉孩子，他们的着装可能会让人尴尬，但记着把如何着装的决定权交给他们。如果你完全无视的话，他们将来不太可能会以这种方式引起注意。

制定行为规范的过程

制定行为规范是个长期的过程，不是一蹴而就的。虽然你永远不知道孩子可能会做什么，但你可以预见某些事情的发生，所以你不要等到危机出现才采取行动。一定要预测孩子的行为并为此制定行为规范。以下步骤将帮助你制定行为规范。你需要腾出时间，和配偶一起安静地制订计划。

明确需要规范的行为

你需要明确规范行为的具体内容。这些行为规范应体现你的需求、价值观和愿望，以及维护整个家族的利益。你的首要任务是确保家里所有成员安全。如果你的孩子具有攻击性、破坏性或容易做出危险行为，你必须谨慎选择行为规范的具体内容。如果你想避免在核心问题上的争论，最好从容易遵循的行为规范着手。你得让孩子有点成就感，这样他们才能够继续前进。

为家人创造最安全的环境，你可以考虑制定以下行为规范：

- 家里不允许出现暴力行为。
- 未经允许不得带陌生人回家。
- 不得在弟弟妹妹在场时讨论不恰当的话题。
- 家里不允许出现违禁物质或酒精。
- 不允许任何形式的情感、语言或身体虐待。
- 未经许可不得进入他人房间。

一旦你已经明确行为规范的内容，就可以考虑奖励和后果。

设置奖励和后果

首先，如果孩子能够遵守某项行为规范，或者完成了某项你希望强化的事情，孩子就应该获得奖励。因此，你需要提前考虑好奖励的内容。比如，如果你的女儿完成了一周五次的晚餐后洗碗任务，你就要在她每一次劳动结束后表示感谢。如果她在两周内没与兄弟争吵，那么作为奖励，你就可以带她去喜欢的餐厅就餐。而且奖励可以随着行为规范的难度提升而升级。比如，你的儿子在一个月内控制好自己的情绪没使用过暴力，你就需要准备一份他看重的大礼了。

如果孩子违反某种行为规范，你需要明确其相应的后果。可能的话，后果应自然产生。比如，孩子撒谎后需要承受的后果就是你不再信任他们。当他们想要再次获得信任将比较困难。比如，如果孩子放学后没按时出现在指定的接送地点，而是晚了 15 分钟，那就不要再接他们放学。当孩子不遵循和父母的约定时，父母也不必遵守和孩子的约定。

孩子需承担的后果应与违规的行为和孩子的年龄段相关，并且尽量提前说明。如果孩子违规，他们可能会失去某些福利：他们可能需要完成家务劳动，他们可能失去自己很看重的东西，他们还可能没有零花钱。你需要确保孩子遵循行为规范，他们一旦违反就需承担后果。但在制定过程中要考虑到可操作性，比如晚上 10 点执行的话，可能会影响第二天的工作，所以不具有可操作性。

应对孩子的对抗行为

孩子会挑战你的底线，或者表现更糟，以此来确认你口中的后果是否真实有效，或者你是否会真正落实。比如，你要求孩子关上前门，他们确实关了，只不过他们是用力摔门关上的。你要提前做好预案和改进措施，而不是等到发生后才反应。请记住，你越想孩子成长，孩子就越觉得自己会被抛弃。所以你要做好心理准备，他们可能前进两步就要后退一步。

当然，从你制定行为规则的那一刻起，你的孩子就会通过各种方法来确定你是否当真。比如，如果你规定晚上回家的时间是 11 点，那么他们通常会拖到半夜才回家，而当你制定行为规范后，他们会在凌晨 1 点才回来。这是你在制定行为规范的过程中必须经历的，所以你要为此做好准备。你已经概述了相应后果，考虑他们可能会采取的反制措施，以及为各种可能制定预案。

这种挑战底线的行为非常普遍，以至于它还有个名字，叫作"对抗行为"或"还原行为"。在哈丽特·勒纳（Harriet Lerner）的

《愤怒之舞》（*The Dance of Anger*）一书中，她提到制定行为规范的必要性：

> 然而，改变的过程从来都不是一帆风顺的。我们一改以往的沉默、拒绝模棱两可、放弃无效抗议，明确表达自己的需求、愿望、信念和优先事项。但我们总会遇到对抗行为或还原行为。事实上，家族系统理论的创始人默里·鲍文（Murray Bowen）就指出过，当家庭中的一员想要追求更加独立的自我时，他/她总会遭到其他家庭成员的强烈对抗。据鲍文介绍，这种对抗的过程总是按以下步骤依次进行：
>
> 1. "你错了"，充足的理由支持这个判断。
> 2. "要是你恢复原样，就能被我们再次接纳。"
> 3. "如果你拒绝恢复原样，你就得承受这些后果"，比如……
>
> 面对分离和改变带来的双重焦虑，人们开始无意识地想将当前关系恢复到之前的状态，这时就会出现对抗行为。当我们遭遇对抗行为时，我们需要牢记自己的初心。我们不需要去阻止其发生，也不需要告诉对方他们的反应不当。我们中大多数人都太贪心，我们不仅希望自己能做决定和选择，还希望别人接受我们的决定和选择。我们不仅要改变自己，还希望别人喜欢我们做出的改变。我们期待那些接纳我们老样子的人能够肯定和接纳这个全新的我们。

与孩子交谈

一旦夫妻俩制定了行为规范、明确了奖励内容和所需承担的后果，就要和孩子坐下来谈谈。你们一起用简明扼要的语言，以书面形式将行为规范、正式的奖励内容和连带后果记录下来。你们可以和孩子讨论行为规范的内容和违反规范的后果，以及遵循规范可获得的奖励。如果你认为他们提出的妥协方案具有合理性，请采用它。比如，你们可能希望孩子的数学成绩是 B，但经你们双方协商，若孩子能在英语科目中拿到高分，你们可以接受孩子的数学成绩为 C。书面协议必须放在人人能见的地方，如冰箱上。父母双方和孩子都应在协议上签字。

确保行为规范得到落实

当孩子遵循行为规范时，他应该得到进一步的肯定以强化这种行为。比如，你可以给他们一个真诚的微笑或对他们表达真挚的感谢，这可以激励孩子继续遵循。众所周知，奖励会激励孩子超常发挥。例如，他们可能会连续四天摆好桌子，而不仅仅是三天。当孩子想做一些行为规范上没有提及的事情，孩子需要你们指明正确的方向。

你在养育边缘型人格障碍患儿时，总担心另一只鞋会掉下来。有时，当事情开始变得极为顺利时，患儿会出现自残行为。这是因为他们担心自己独立后会被你们抛弃。请注意这种发展轨迹。你可以为他们的成就感到兴奋，但不要太兴奋。

如果孩子违反行为规定，他们必须承担连带后果，没有例外。你的执行能力、抵御对抗行为的能力将不仅影响这次行为规范的成功率，还影响将来的成功率。

如果你不把行为规范当回事，那孩子也不会认真对待。这至关重要，你必须慎重考虑并选择孩子需要承受的后果，并且确保每次都能落到实处。

孩子违反行为规范是常有的事。此时，你一定要保持冷静，进行一次腹式呼吸，放松你的肌肉。使用 BIFF 沟通四件套（或许还需使用 SET-UP 沟通五件套，加上认可），提醒他们遵循行为规范及违反的自然后果（行为规范和后果需要以书面形式出现）。这些后果应该是由于孩子违反行为规范造成的。尽量不要让孩子觉得你们在评价或责骂他们。他们对自己已经很厌恶了。你不需要再火上浇油。当情形缓和些时，你再和孩子谈一谈。你只需要简单解释孩子的行为和后果之间的关系。

制定行为规范——示例

在下面的例子中，这对父母是这样为女儿制定行为规范的。伊琳娜和丈夫保罗赞同我们对语言暴力零容忍的政策，于是决定为 13 岁的女儿米兰达制定行为规范。她最近对妈妈大喊道："为什么我有你这样的妈妈？我恨你！我真希望爸爸娶的不是你！"可见，行为规范的内容非常明确：形式重于内容。米兰达必须用礼貌的方式与妈妈说话。

明确奖励和后果：伊琳娜和保罗决定，只要米兰达有礼貌地对待妈妈，他们就会回之以微笑，并表示感谢。因为米兰达最看重的就是父母给她买的手机，所以伊琳娜和保罗决定把手机功能受限作为她违反行为规范所需承受的自然后果。他们可以远程限制其拨出号码。最严重的受限意味着手机只能呼叫父母或 911。手机功能受限期为一周。如果米兰达在一周内再次对母亲没礼貌，父母可以利用 SET-UP 沟通五件套或 BIFF 沟通四件套给予提醒。她若依旧不改变态度，每违反一次就在原有基础上增加一天的手机功能受限期。

应对孩子的对抗行为：伊琳娜和保罗知道，米兰达肯定会让奶奶（保罗的母亲）出面求情，要求减轻处罚或不再处罚。于是，他们打电话给米兰达的奶奶，向她解释了前因后果，并得到她的理解和保证。

与孩子交谈：他们请米兰达坐下来谈一谈。她心里明白自己做错了事将受到惩罚，她还可能将从父母那儿听到坏消息。当她得知父母想聊的只是她和妈妈的说话方式时，她松了口气。她的疾病让她无法体会到父母遭到言语暴力时的感受，所以她认为手机功能受限的后果极其过分。父母明确表示，如果她再次辱骂母亲，手机功能受限期会再增加一天。她只好同意并在行为规范上签了字。这份签好字的行为规范最终被贴在冰箱上，方便所有人随时查看。

那天晚上，米兰达再次冲妈妈大吼大骂，于是再次违反了行为规范。

落实行为规范：伊琳娜把保罗叫到客厅，告诉他发生了什么，以便获得他的支持。然后他们利用 SET-UP 沟通五件套提醒她行为规范的内容。米兰达当场爆发了。保罗提醒她："如果你继续这样做，你的手机功能受限期将增加一天。"米兰达沉默了，跑到自己房间，砰的一声关上了门。

接下来的一周内，米兰达又爆发了几次，所以手机功能受限期又增加了几天。当她签字的那一刻，她完全没意识到控制脾气的难度之大。伊琳娜和保罗建议她通过辩证行为疗法进行训练（通过视频和练习题），或者采用其他方法让情绪尽快平静下来。在他们反复讲解后，米兰达才接受了他们的建议。制定和落实行为规范不是容易的事，但你必须认真对待。在这个过程中你会发现一些以前没有的收获，那就是你可以影响孩子的行为。

父母分享制定行为规范的妙招

伊迪娜：每天，我们的女儿都会赚取自己的福利，同样，她也得承担自然的后果，那就是参加家务劳动。例如，如果她在睡前不把客厅的盘子和食品垃圾清理好的话，第二天就需要洗碗。因为她的错误选择，她需要承担家务劳动。这一招很有效。

阿莱西亚：奖励比惩罚对我的女儿更有用。诀窍是找到她想要的，并不断提醒她。我会制定行为规范，规定奖励和后果。它确实有效。为什么？因为我不会任人摆布，我坚定而执着，是我制定规则而不是孩子。

佐伊：我们在女儿的房间里发现了违禁品，于是整理了一份书面协议，内容包括我们可以在任何时间搜查她的房间、电话或背包。还好这么做了，否则她可能要去蹲监狱。

更多妙招

约瑟菲娜：每个月，我们都安排时间和两个女儿单独相处。午餐或晚餐时间，我们会去她们挑选的餐厅就餐，然后陪她们做想做的事情或者去购物，她们正好有零花钱可以自由支配。每周四我们在家吃饭。我们安排固定的电影和游戏之夜。我们每周分别和她们单独开展活动，通常是艺术活动。这样我们就可以确保两个女孩都得到关爱。

苏珊：我大声地说出女儿的每一个谎言，无论大小，而且向她解释谎言给她自己和别人造成的伤害。

山姆：我必须认清一件事，那就是女儿的情绪是她自己的。我不需要成为其中的一部分，跟着她去坐过山车。我越不掺杂自己的情绪，她就能越快地冷静下来。我跟自己说，我是一个有丰富生活经历的成年人，我应该控制好自己的情绪。否则，我怎么能指望女儿能做到呢？她可是一个身处青春期、患有心理疾病、激素水平有波动的孩子啊！

胡安：我通过编制日常时间表取得了一些成功。当孩子抑郁了，我准备了一张包括洗澡、吃饭、整理等基本内容的清单。当她感觉好些时，我的清单上会增加一些活动，比如烘焙、遛狗、室外活动或涂色（手机应用软件）。幸运的是，我的孩子喜欢写作、拍照和艺术。你可以在线搜索关键词"边缘型人格障碍""艺术""诗"，并获得大量材料。

解决问题

你的孩子遇到的许多问题，在其他同龄的孩子看来已经不值一提。那是因为你的孩子把大部分时间都花在生存和痛苦管理上，所以他们没有足够的时间学习如何解决问题。你可以和他们合作，手把手地教，慢慢地让他们学会独立完成。千万不要太急，否则他们又会担心你不会再管他们了。

第一步：了解他们需要什么样的帮助。当孩子寻求帮助时，询问问题是什么，以及他们想要的具体帮助是什么。例如，他们是否希望你倾听、提供建议或帮助他们弄清楚该怎么做？如果孩子情绪失控且无法回答的话，你可以认可他们的感受并说："这看上去似乎希望不大，但只要你愿意的话，我们可以坐下来谈一谈时，我会尽力帮你的。"你需要耐心等待。提醒他们:"以前你就做到过。"只有他们准备好,他们才能明白不知所措的感觉是正常的,他们才能按照自己的节奏控制好情绪。

你可以参与或不参与你孩子的问题,或者一定程度地参与。例如,如果孩子有经济问题,你可能不想直接参与。所以,你建议他们去银行贷款,但你不会出面替他们打电话。孩子可能会提出妥协方案,比如希望你在通话时旁听和提供反馈。

第二步:提出问题。 如果他们需要的不止是倾听和认可,你就可以通过提问来了解情况。请记住,你的最终目标不是解决这一问题,而是帮助他们学会自己解决问题。你需要向他们展示你是如何处理问题的。也许你会把大问题细分成小问题,你可以把这个方法分享给他们。你需要确保了解到所有情况。一些患儿可能会省掉一些让他们难堪的细节,你需要知道这些细节,否则你获得的信息将毫无价值。

> **梅拉尼娅:** 我现在明白了,在解决问题的过程中,家庭成员都应该默认患有边缘型人格障碍的亲人有向好之心,除非他/她有异常表现。另外,方法不是唯一的。如果每个人都在尽力,不管怎样一切都会好起来。

询问孩子所期望的结果。他们所面临的问题是否涉及人际关系,是否遵循一系列步骤(比如先让情绪冷静下来),或者两者都涉及?如果孩子无法描述问题或具体的解决方案,尽你所能帮助孩子理清思路、看清问题。你可以问主要问题是什么,然后将其分解成更小、更易于解决的问题。记住,只有你理解了这个问题,你才能解决它。

第三步：与孩子一起完成头脑风暴并解决问题。人们以不同的方式处理不同类型的问题。有些问题很微妙，需要时间来解决；有些问题会涉及其他人；有些问题需要人们坚持、调查和迅速反应才能解决。如果你的孩子想不出解决方案，那你就先肯定他的想法中有价值的部分。哪怕这些部分最终不会起作用，也请这么做。你可以帮助他分析每个方案的利弊。记住，决定必须由他做，责任也必须由他承担，你只是负责提建议。否则，他可能会因方案失败责怪你。

你一定要肯定你的孩子的努力，并告诉他你对他有信心。这将会激励他更加努力并最终找到更好的解决方案。《最亲密的陌生人》的作者莎丽·Y. 曼宁写道：

> 告诉你的爱人你对他有信心，可能会有所帮助，但还远远不够。实际情况是，只有他成功地解决了一个又一个问题，他的信心才会越来越足。请记住，一旦你让步替他解决问题，这在长远来看会大大地损害他的自信心。如果需要解决的问题是去银行或给某人打电话，你可以陪同或旁听，但他必须自己应答。如果问题出在工作或你无法解决的地方，你可以通过角色扮演来提供帮助。

你可以通过分析各个方案中的利弊来判断可能出现的结果，但你的孩子可做不到这一点。你们需要适时调整合作方案。你的参与度受具体问题，孩子的年龄和能力，以及风险因素影响。

第四步：定义你的角色。你是否参与了问题的解决？或者孩子在尝试解决问题后是否会联系你？你也许知道孩子对自己的能力缺乏信心。你可以指导他们，但不要接管。曼宁写道：

如果你有解决问题的方案，可以提出来……也可以询问是否需要帮助，而不要在不询问他们意见的情况下，尝试暗中"解决"问题。不要说任何不真诚的话。不要说"我们需要……"而是说"这样……对你有帮助吗？"这可以让你所爱的人承担起责任。你需要对孩子的自控能力表现出信心和期许。

丰富的选项可以改变游戏规则

每个人都喜欢丰富的选项。你总是想吃巧克力甜筒，可是你仍然想尝试些奇怪的新口味。孩子们也喜欢选择，因为太多的人告诉他们需要怎么做，其中就包括老师、朋友和父母。

例如，你叫3岁的孩子上车，但他不想离开这个聚会，他想待到最后。可是你还有其他事，于是你想到了办法。你问："你想怎么上车呢？是蹦着，跳着，还是跑着呢？"你改变了游戏规则。"先生，请上车吧，否则你会有大麻烦！"你提供了另一个选项。孩子已经忘记了他不想上车的事，而开始考虑用哪种方法上车会最有趣。

再举一个例子，你10岁的孩子需要穿衣服了，但她老爱磨蹭。你可以问："你想怎么打扮一下呢？是穿你的旧衣服，还是试试我的呢？"对于许多孩子来说，这是一个有趣的选择，尤其是关于佩戴你的东西，比如围巾、手表或项链。你又一次改变了游戏规则。

假设你的儿子和他的两个孩子都住在你家。人数的增加意味着工作量的增加。于是你希望儿子能够分担一些工作。你可以这么问他："你想打扫房间、浴室还是洗衣服？"如果你真心希望他完成某项特定任务的话，你就用最吸引人的方式把这个选项提出来。因为没人真正喜欢做家务，所以一旦他完成了，他可以获得嘉奖，比如可以出去喝个咖啡或吃个冰激凌，或者做点他喜欢的事。

随着孩子年龄的增长，父母得绞尽脑汁才能提供更具吸引力的选项。尤其是青春期的孩子，他们总觉得自己无所不知，他们也认为自己比大人懂得多。于是，你需要设身处地想一想，若你在青春期或成年了，最希望有哪些选项。当然，这些选项不应涉及使用违禁物质。以下的例子中父母是这样请求（而婉拒）孩子的。

你期望孩子做的事情：你希望青春期的孩子或者成年子女能够负责洗碗。

老方法问："轮到你洗那些盘子了。现在去洗吧！"

提供选项："洗完碗后，你想看看那天跟我说的那档节目吗？或者给你的朋友打个电话？"

你期望孩子做的事情：你希望成年子女按时起床上班去。

老方法问："现在起床，否则要迟到了！"

提供选项："如果你现在起床，我就做你最喜欢的早餐。"

你期望孩子做的事情：兄弟姐妹不再争吵。

老方法问："你们两个，现在停止这种争吵！我不在乎是谁的错！"

提供选项："我有一个想法。我们来玩角色扮演怎么样？我来演你们其中一人，而你们其中一人可以扮演我的角色？每个人都来扮演不同的角色！"

你期望孩子做的事情：你想让青春期的孩子或成年子女不玩电子游戏，而是到外面去玩。

老方法问："你对那个该死的设备上瘾了！它影响你的大脑！"

提供选项："因为大家在网络上花的时间太多了，所以我正在考虑断网。但如果你花更多的时间在其他事情上，比如……，我会留着它。"

来自父母的更多建议

受访的患儿父母都认为，学习边缘型人格障碍的相关知识对养育患儿至关重要。同样重要的还有父母的经验、正常的限度和自信心。在本章结束时，这些了解边缘型人格障碍的父母为我们提供了他们的妙招。

康妮：我们在养育边缘型人格障碍患儿时，首先要做的就是停止为孩子的疾病责备自己，我们要关爱自己。当我们在意和爱护自己时，我们就能自信地制定行为规范了。了解辩证行为疗法的概念和语言也很重要。

凯瑟琳：作为母亲，不管孩子是否有心理神疾病，我一直不能容忍孩子辱骂父母。我一直关爱自己。所以，我在制定和落实行为规范方面比较顺利。我从来没有因为恐惧或为了让孩子喜欢我而去无原则地养育他们。那不是父母的工作。

萝莉：我为女儿做的一切都是为了她好，而我们都能从错误中吸取教训。我不在她头脑发热时与她争论。从她还是个蹒跚学步的孩子开始，她就爱挑战我的底线，所以她很早就开始磨炼我了。

话虽如此，我也因为担心和恐惧彻夜未眠。书籍、支持团体和治疗帮助我重拾信心，让我平静地度过那些艰难的夜晚。

这也让我明白成年孩子有责任管理自己的疾病。我一直在学习和成长。

雪莉：为人父母的方式多种多样，我必须明白这关键的一点。我现在不得不让我的父母保持中立，不管他们赞同与否。只有这样，我才能成为孩子需要的父母。我患有边缘型人格障碍的孩子需要的教育方式，不同于我所受的教育方式。一路走来，一路艰辛。

卡罗尔：我是一个了解边缘型人格障碍的母亲。我常常说"始终按照我说的去做"。所以，一旦我制定了行为规范，我会竭尽全力地负责落实。虽然我因此而筋疲力尽，但我知道，一旦我不这样做，整艘船都会沉没。

珀尔：我所阅读的大量边缘型人格障碍书籍帮我全面了解了边缘型人格障碍。我还非常幸运地遇到了经验丰富的心理医生。除此以外，我的两位挚友给予了我不懈的、恰到好处的支持。他们从不责备我，而是教我原谅自己的失败并鼓励我重新出发。由于我也是被患有边缘型人格障碍的人养育长大的，我花了很长时间才分辨出健康和不健康的亲子关系。我现在终于完全了解它了，我知道我依旧会犯错，依旧会经历磨难，但这一切已经比以前好太多了。

杰基：作为一名了解边缘型人格障碍的父亲，我的任务是教女儿在这个世界上生存下来，而不是做她的朋友。这并不意味着我会很严厉，我只是会很坚定，特别是当我说"不"的时候，我并不是在征求女儿的意见。我和女儿都参加有关辩证行为疗法的集体治疗，并因此获益。我学会了如何更好地与她交流。我了解到她看待世界的方式与我的方式大不相同。虽然我一直想"帮助她",却事与愿违。我学会暂停,以便她能变得更加独立。这改善了我的所有人际关系。

对其他孩子奏效的方法不见得适用于你的孩子,事实就是如此。为此,你需要重新学习和重新出发。刚开始时,你会觉得难以适应,但你慢慢就会成为精通边缘型人格障碍的父母。

本章的主要内容

本章你需记住的要点:

- 制定行为规范,明确告诉孩子你的容忍范围,以便减少争吵。
- 落实这些行为规范至关重要。顺道说一下,当孩子无视晚上9点前到家的约定,半夜才出现时,你千万不要认为这只是一次性的行为。如果这一次你不能坚持原则落实行为规范的话,那么你将破坏整个机制。所以,你制定的行为规范一定要确保可以落实。
- 与孩子讨论行为规范的内容,以及遵守行为规范可获得的奖励和违反行为规范需承受的后果,并以书面形式记录下来。
- 善于发现孩子的积极行为并予以肯定。每个人都会时不时地做些正确的事情。你的肯定会鼓励此类行为。
- 任何年龄的孩子都会以不同方式挑战家长的底线,比如违反行为规范或做让人反感的事,所以你要为此做好预案。坚定地落实行为规范,让孩子看到你的决心。

第十章

养育 12 岁以下边缘型人格障碍患儿

通过与患儿父母频繁接触，我们发现 12 岁以下的患儿大都会遇到诊断困难。很多心理医生依旧认为要等孩子成年后才能给他们下边缘型人格障碍的诊断书。这一点让人费解。

我儿子布兰登 18 个月大时，他全身肌肉紧绷。他看我的眼神非常可怕，就像要吃掉我一样。他还会用胖乎乎的手臂搂住我的脖子，拼了命地搂着直到把自己累得浑身发抖。有时他会用头重重地顶我的肚子，直到顶得我肚子痛。有一次他抱着我朋友的老狗，用力压它，害它发出痛苦的嘶叫声。我们赶紧冲过去把他和狗分开。在那之后，我们不会让他和狗待在同一个房间。

他慢慢长大，脾气也越来越大。每次发脾气至少要半小时才能平静下来。他可以从愤怒、黏人、脾气暴躁，瞬间变得温和、独立和快乐。他的情绪从小就反复无常。即使那样，我也无法判断他会心不在焉地摆餐具，还是会崩溃地把盘子和银器扔一地。

我一般开车送他去上学。有时他一下车就自己跑进学校，有时他边踢腿边尖叫，甚至暴打自己的身体，直到被老师从我身边拉走。这样的情况持续到三年级。他的情绪和脾气随着年龄的增长变得更糟。到了11岁，他一改以往的态度，拒绝去上学。然后他说自己想去死。我被吓蒙了。

12岁时，他试图自杀并因对我实施家庭暴力被捕。同年，他被诊断出患有双相情感障碍，并两次入住精神病院接受治疗。在接下来的两年里，我一直跟医生说，孩子的症状应该不全是双相情感障碍引起的。应该是哪里出了错。我知道边缘型人格障碍患儿容易被误诊为双相情感障碍，特别是男孩。

后来，我换了位心理医生。几次交谈后，他得出结论，孩子不仅患有循环性情绪障碍，还"符合边缘型人格障碍的临床诊断标准"。但是由于他是未成年人，所以不会正式诊断他患有边缘型人格障碍。

父母在回忆刚刚发现孩子可能患上边缘型人格障碍的情景时，他们是这么描述孩子的特征的：

维多利亚： 孩子上幼儿园的第一周就遇到了问题。她总是没有安全感，忍受不了上学时与家人分离。她很自卑，她有异常多的恐惧和焦虑。我需要花很长时间做她的思想工作，才能让她为某事做好准备，比如去杂货店。

玛丽亚： 我儿子12岁时有危险行为。他的人际关系一团糟，他的态度也极为悲观。与普通孩子相比，他更容易为自己的行为撒谎和怪罪别人。他极度缺乏安全感，总嫌我给他的爱不够多。可我已经把能给的爱都给了他。

塞缪尔：我女儿 7 岁，作为边缘型人格障碍的疑似患者，正在接受心理治疗（她的母亲也患有边缘型人格障碍，这增大了她患病的风险）。受重度焦虑症和多重人格障碍的影响，她在暴怒下会把一次小小的失望持续放大为一小时的极度痛苦。我需要告诉她一天中的每分钟的每个计划和细节。她的行为像大人一样，不像小孩。

安竹梅：5 岁时，我儿子要我们打他。他会说："打我肚子，用力打。"他从未接触过任何形式的暴力或体罚。8 岁时，他患上严重的抑郁症，我们为此忧心忡忡。他交友困难。每次玩耍时他一旦觉得被冒犯，就要回家，闷闷不乐地走进自己的房间，扮演起受害者的角色。从那时起，他开始靠进食来"弥补"一切损失。

希罗：我女儿从小时候开始，就无法容忍失望。至今也是如此。当她问晚餐吃什么时，若听到我说"意大利面"，而碰巧她不想吃意大利菜，那她就会觉得这一整天都被毁了。她会很痛苦，甚至大发脾气。

我们对 12 岁以下孩子的父母进行了调查，收集了他们眼中孩子身上的边缘型人格障碍的特征，并将其罗列如下。这些特征并不局限于医学界的定义。边缘型人格障碍患者的典型症状是害怕被抛弃，但在 12 岁以下的孩子身上，他们的典型表现为分离焦虑。

丹尼尔·S.洛贝尔医生的诊室一角

边缘型人格障碍患儿表现出的早期迹象之一是过度的分离焦虑。每个孩子都会经历一定程度的焦虑或不适。但患儿与家人分开后，外人很难让他们平静下来，也很难安慰他们。他们继续抗议并拒绝别人的安慰。这些孩子会变得相当不安，并因压力过大出现呕吐、头痛、胃痛等症状。通常只有父母停下手头工作赶到孩子跟前，孩子才会有所好转。拒绝与父母分离和因分离而暴怒都是这个年龄段边缘型人格障碍患儿的典型症状。这一症状晚期将发展成官方认可的边缘型人格障碍症状——害怕被抛弃。

父母眼中孩子身上的边缘型人格障碍特征：

- 自卑。

- 难以入睡。

- 难以适应。

- 交友困难。

- 不成熟。

- 极为敏感。

- （父母眼中的）小事会引发重大危机。

- 日常生活中的改变会让他们非常不安。

- 需要严格安排时间。

- 频繁撒谎和指责。

- 将问题内化。

- 放不下。

- 注意力缺陷障碍。

- 分离焦虑。

- 违反规则，惩罚无效。

显然，父母在他们的患儿身上都发现了这些特征。但是，你也知道大多数治疗师和精神科医生都不会将青少年诊断为边缘型人格障碍患者，更不用说小于 12 岁的儿童了。但正如弗兰·L. 波特在推荐序中所说，如果孩子骨折了，你会等孩子成年后才去治疗吗？当然不行！

无论医生是否出具诊断书，具有边缘型人格障碍特征的儿童都应尽早接受治疗。这种看法是有科学依据的。孩子的大脑比他们的身体发育得慢，大脑在 25 岁左右才会成熟（下一章会详细介绍）。简言之，情绪失调的边缘型人格障碍患儿的大脑会以一种失调的方式接通大脑的通路。这种连接方式保持时间越长，他们将越难改变。（改变也是可能的，但更困难。）那么，如果他们不能被确诊为边缘型人格障碍，不能获得恰当的帮助，父母应该怎么做呢？

多洛雷斯的 10 岁孩子的治疗师告诉她，她发现了孩子身上的边缘型人格障碍的症状，但她"未经许可"不能将未成年人诊断为边缘型人格障碍患者。幸运的是，治疗师教给多洛雷斯一些基本方法来帮助孩子，比如认可孩子的情绪（详见第七章）。这非常有效。

多洛雷斯：我一直以为淡化孩子的情绪对她有帮助。现在看来这是个巨大的错误！我的做法否定了她的情绪，而我应该做的恰恰是认可她的情绪。现在我明白认可情绪的重要性。即使我认为她的情绪不合理或没有意义，我也会体会她的情绪，并帮她认清自己的情绪。当她能理清这些情绪并说出来时，她就会有所收获。

我们知道因为许多治疗师不会对 12 岁以下的儿童出具边缘型人格障碍诊断书，所以父母想为这样的孩子寻求帮助就变得很困难。事实上，许多人错误地认为年幼的孩子不可能患有边缘型人格障碍。鉴于此，如果孩子已经表现出上述任何症状，或者实际上已经被诊断患有边缘型人格障碍，请学习本章中的方法，了解常见问题。请务必先阅读第八章和第九章，它们是本章内容的基础。

用平静的声音说话

在 9~10 岁时，孩子间的互动会变得白热化。玩耍时，一个孩子想玩你家孩子的玩具（因为对他们来说是新奇的玩具），你家孩子认为自己的玩具很好玩不愿意分享。一些父母就会大声告诉孩子要学会分享和与人为善。孩子都不喜欢被大声呵斥，特别是有边缘型人格障碍特征的孩子，他们可能会因为大声呵斥而崩溃。（另外，你肯定不希望孩子模仿你的样子，每次生气都提高嗓门吧？）

那么，家长该怎么做呢？当你的孩子与小伙伴大声争吵或心烦意乱时，你应该干预。你要用安静且从容的声音询问孩子情况。这可能比较难，所以你得把自己想象成一个冷静从容的 911 接线员！（先在卧室或浴室练习用这种声音说话，你最终会使用它。）你需要真正倾听孩子的抱怨，同时配合面部表情和肢体语言（或至少应该是中立的）表达你的关心。当你认可两个孩子的情绪后，询问孩子们是否有解决方案，或者提出你的方案平息冲突。你可以使用第七章中的沟通工具。

有些情况下，另一个孩子已经气急败坏地回家了。这很正常。无论你是否意识到，你所塑造的冷静从容的形象已经引起了孩子的注意。你的行为让孩子明白，冲突不一定要以吵吵闹闹的方式解决。如果那个孩子不再和你的孩子玩，你可以告诉孩子，之前的争执导致友谊破裂。也许你可以教他一些修复友谊的办法。孩子已经明白行为会产生相应的后果。你需要分清场合使用不同的方式，循循善诱或者一针见血。

如果你的孩子觉得他看待世界的方式不同，或者他与其他人"不同"，他想知道原因，你可以在不使用术语（详见第五章）的前提下，向他解释边缘型人格障碍对他的影响。下面例子中的这位家长在女儿情绪低落时表现得很平静。

珊达有边缘型人格障碍的特征。某天，她正在参加足球比赛。因为球滚进了树林，她与另一个孩子为谁该为此事负责争吵了起来。虽然她们都跟教练抱怨，可教练不关心是非曲直，只是想让她们停止争吵，于是便罚她们绕场跑。

另一个女孩开始跑了，但珊达却踩着脚朝车跑去了。"这不公平！"她告诉母亲阿黛尔，并紧接着说："我想回家！我讨厌足球！"阿黛尔知道珊达有自己的问题，但她认为这件事可以让女儿明白一些道理。阿黛尔决定使用 SET-UP 沟通五件套，便说："你很喜欢足球，可是糟糕的事情可能让你不得不放弃它（支持）。我知道你很生气，也很沮丧。如果我因为没做的事情受到惩罚，我肯定也会感觉不公平（感同身受）。"此刻，阿黛尔并不知道是谁的错，她假定其无过失或无罪，做到了感同身受。"但现实就是这样，你可以做出选择，要么按照教练说的去做，要么像你说的那样不得不放弃足球（真相）。"请注意，阿黛尔并不关心是谁的错，也不关心责任归属，她在意的是帮助珊达管理失控的情绪。

阿黛尔继续说："我知道你真的太喜欢足球了，所以我不愿看到你放弃它。你还记得比赛中进球得分那一刻吗？我们看到你是如此高兴和自豪。你还记得你在足球队交到朋友时的喜悦吗？"此刻，阿黛尔正在帮助珊达摆脱分裂的思维方式，即非黑即白的思维方式，指出踢足球并不全是坏事。"我说呀，如果教练同意的话，我陪着你一起跑好吗？我在赛道外，为你加油。你觉得呢？试试？"

珊达一开始并不开心，但她听到妈妈陪跑的建议忍不住笑了出来。她很快就忘记了自己的愤怒。她大喊道："我比你快，妈妈！"她的声音中充满了自豪。你看，这位妈妈打破常规的思维模式。这是不是很神奇呢？

走开

有时，你只需从与孩子的争吵中离开即可。无论你做什么，都不要采用 JADE 禁忌（辩护、争论、捍卫或过度解释），在年幼的孩子面前更要禁用。你只需以清晰、简单的方式告诉孩子你希望他们做的事（他们很难分清），然后离开。

当我拒绝争吵时，我会听到女儿继续咕哝着骂我，不过随后我会发现她把分给她的事大都完成了。

当孩子按要求完成任务时，你一定要给予关注并肯定。当孩子第一次做时，哪怕是件小事，你也要热情洋溢地赞赏。然后，等孩子做得更好一点，你一定继续奉上你的赞美，你得为孩子的每一次进步点赞。这样一来，最终你会发现孩子可以胜任更大的任务。那时，你就可以毫不吝啬且真诚地称赞他们了。

分散注意力

在寒冷、潮湿或下雪的日子里，或当孩子情绪低落、身体抱恙或感觉无聊时，一些父母会准备有趣的玩具来分散孩子的注意力。丽贝卡就是这么做的。

> 11 岁的雅各布因感冒不能去上学或外出。他厌倦了电子游戏，抱怨这是"最糟糕的一天"。
>
> 他开始用力踢卧室门，反复大叫："太无聊了！太无聊了！太无聊了！我无事可做，妈妈，这都是你的错！"妈妈提醒到，如果他破坏财产可能需要承担后果，于是他便停了下来。随后，丽贝卡走到壁橱前，拿出了特意准备的非洲乐器——卡林巴。
>
> 丽贝卡说："也许你可以玩这个。我刚找到它。"雅各布问这是生日礼物还是圣诞礼物。丽贝卡说："也许吧，出于某种原因，现在这个给你玩吧。"雅各布很喜欢这个玩具，认真阅读了说明书，玩了好几个小时。

有时，你只需要一点小准备就能分散边缘型人格障碍患儿的注意力。以下是一些常见情况和分散注意力的方法。

场景：你 8 岁的孩子玛丽·安正在和奥利维亚玩洋娃娃。突然，玛丽·安抓住了奥利维亚的洋娃娃，把奥利维亚吓哭了。

错误的回应："玛丽·安，把洋娃娃还回来！我告诉过你多少次了，要学会分享！不要用那种眼神看我。"

更好的回应："也许我们可以玩玩别的。我想起来了，我去旧行李箱里找找衣服，我们可以玩变装秀。那里有各种各样的衣服，还有帽子和鞋子！"

场景：你的孩子玩橡皮球时，不小心撞到另一个孩子的头。那个孩子没事，但很生气。

错误的回应："你不应该撞到别人的头，万一撞成外伤性脑损伤怎么办？他的父母会起诉我们的。现在回你的房间，想想你都做了什么！"

更好的回应："没有人受伤真是万幸。但如果你玩气球的话，就不会撞到别人的头了。可现在你的球已经撞到了，你可以跟她道个歉吗，宝贝？然后我们再玩气球。"

场景：你的孩子爱德华多把奶油抹到了自己的鼻子上，被吉米嘲笑了后，火冒三丈。

错误的回应："别担心，吉米。爱德华多有点小问题，所以才很容易生气。没事的。"

更好的回应："有时，滑稽的事情发生在自己身上就不那么好笑了。吉米看到你把奶油抹在鼻子上，觉得好笑。但你却不这么认为，对吧？等一下。（爱德华多见你把奶油抹在自己鼻子上，愣了一下，笑了出来。）哦，这有点好笑！"

学校相关问题

从五六年级开始，有边缘型人格障碍特征的孩子也会进入青春期。随着体内激素激增，他们会觉得学校更像个地狱。他们会更脆弱，觉得自己和周围格格不入。请记住，边缘型人格障碍患儿的情绪和其他孩子是一样的，只是他们的情绪更为强烈。他们的情绪起伏不定，往往需要花更多时间才能恢复平静。这些情况加上已有的分裂思维（非黑即白），会让他们的行为异常。

有边缘型人格障碍特征的孩子花了大量时间纠结于心理问题，于是没有把足够的时间花在学业上，所以他们可能无法正常上学或完成学业。家长需要与老师保持联系，确保其完成学业任务，并且及时处理突发问题，比如学业困难、孩子的焦虑和沮丧情绪、学校霸凌（当今的常见问题）等可能的问题。

有些中小学会在网上发布作业，学生可查看截止时间和提交情况。如果有这样的资源，用起来！咨询孩子的学校，或许有意外的收获。以下是与学校有关的其他问题。

与其他学生的问题

边缘型人格障碍患儿或有边缘型人格障碍特征的孩子容易成为校园霸凌的受害者。原因可能是，这些孩子看起来另类或与众不同。事实上，学龄期儿童大都随大流，这是常态。与众不同的孩子打破了这种常态，会很显眼，所以不见得是件好事。

询问孩子是否在学校（或社交媒体）受到霸凌，以及讨论如何处理此类问题。几乎所有学校都有防止霸凌的措施。如果孩子遭遇霸凌，首先要报告学校，然后才能期待改变发生。

制订个性化教育计划

患有边缘型人格障碍或有边缘型人格障碍特征的儿童通常需要制订个性化教育计划（IEP）。学校会考虑孩子的特殊需求并制订一份书面计划，明确所需的额外帮助，例如考试时间更长、语言或数学等科目需要更多指导等。个性化教育计划一般适用于学习障碍患儿，但也能适用于有"行为问题"的孩子。

然而，许多心理健康专家不会将儿童诊断为边缘型人格障碍患者，所以父母只能采用其他诊断书来申请个性化教育计划。由于边缘型人格障碍患儿总患有其他疾病（详见第三章），例如抑郁症或焦虑症，所以父母可以使用其中之一。针对有情绪问题的儿童，你可以从"其他"类别入手。一些父母还会聘请个性化教育计划倡导者帮助他们获得或创建个性化教育计划。父母可以利用各种资源来协助这个计划的实施，也可从本书找到大量有用的信息。

美国于1973年颁布的《康复法案》（特别是第504条）、2004年颁布的《残疾人教育法案》（IDEA）和2008年颁布的《美国残疾人法案修正案》（ADAAA）是联邦政府受理个性化教育计划的主要法律依据。它们规定了哪些孩子可以申请个性化教育计划，个性化教育计划必须包含什么，何时对个性化教育计划进行更新，以及为孩子们提供哪些额外帮助。如果《残疾人教育法案》不能帮助孩子获得个性化教育计划的话，你可以运用《康复法案》中的第504条的规定尝试申请。

美国各州必须遵守联邦法律才能获得联邦资金支持，但这并不意味着你的孩子将很容易申请到个性化教育计划。

因为美国大多数学校目前已将大量孩子纳入了个性化教育计划，所以一般不想将更多的孩子纳入其中。个性化教育计划会增加员工的工作量，包括大量具体的文书工作，以及报告要求。所以，本已不堪重负的教育工作者，认为个性化教育计划是额外的负担。但是，如果你觉得自己的孩子需要被纳入个性化教育计划，哪怕跟学校和老师对立，你也一定要积极争取。因为你是孩子的支持者，只有你才会为孩子倾尽全力。

跟老师确认

因为大多数人从未听说过任何人格障碍（自恋型人格障碍除外），所以大多数老师也不会对边缘型人格障碍有所了解。因为边缘型人格障碍与双相情感障碍都与情绪有关，并且听起来很相似，所以人们经常将它们混为一谈。但是，老师一般会注意到行为古怪或格格不入的孩子。你可以与孩子的老师交谈，了解孩子在学校的表现。通过交谈，你可以了解老师是否愿意认可孩子的负面情绪来帮助减少疾病的危害。认可对所有儿童来说都是一个非常有用的工具，而不仅仅是对边缘型人格障碍患儿。

提供更多帮助

我总是想方设法确保儿子的生活压力少一点，但我无法预见让他失望的因素。我真的不知道该做什么。这种精神障碍给他带来的伤害还不够多吗？

小的时候，父母总想让孩子的生活轻松一点，所以总是给予很大帮助，也很难放手让孩子去面对挫折，帮助他们成为独立、有责任感的人。如果你的孩子在 12 岁之前就出现边缘型人格障碍特征，与那些青春期或成年后才出现症状的孩子相比，你们具有巨大的优势。因为你们可以在他们养成坏习惯之前，从以下方面着手帮助他们。

父母需要常常调整对孩子的预期。尽管十一二岁的孩子希望父母帮忙解决问题，替他们做事，但是你需要反复提醒自己，放手让他们独立解决问题才是爱他们和支持他们的方式。而且，一旦他们进入青春期，你会为你曾经的放手拍手称快。

团体运动和团队活动

通过参加团体运动，孩子可以明白失败很正常，可以学会失败后如何重新站起来，以及如何接受失败等。如果孩子参与制作毕业纪念册或加入国际象棋俱乐部的话，他们可以通过这样的团队活动学习与他人合作，为共同目标努力。孩子将学到宝贵的人生课程，比如如何与人合作、完成任务、处理冲突、优雅地面对输赢等。

孩子可能在你的鼓励下参与了团队活动，但他们会因受到批评或犯错想退出。这是正常的。面对老师或同学给出的建设性意见，你的孩子可能会崩溃。如果发生这种情况，请使用 SET-UP 沟通五件套表示你的支持、同情，接着解释继续参与的重要性。告诉孩子，每个成员对团队都很重要。如果他们在事情不顺利的情况下还能继续，那一定能够有所收获。

露西的儿子经常抱怨自己不如其他球员，所以露西不确定儿子是否会留在足球队。此外，他觉得教练太挑剔了，比赛规则也太难。然后，一个残疾孩子加入了团队。

与同龄孩子相比，那孩子跑得慢，但他很有决心。他总是竭尽全力，所以赢得了大家的认可。训练期间，其他队员都不遗余力地帮他融入比赛。比赛中，当这个孩子获得成功，队友们也热烈欢呼。这个孩子的出现让露西的儿子意识到，不管结果怎样，只要你尽力就好。

他人的建议

当你成为父母后，你会发现身边总有人乐于分享他们的育儿经验，比如超市里的陌生人。其实，他们并不了解你的孩子，所以他们的建议可听可不听。只有你才会做出最恰当的决定。

比如，当你 8 岁的孩子在商店里突然发起脾气来，这时，旁人会叫你严厉管教孩子，该打就打，该骂就骂，甚至你的父母和兄弟姐妹也会给出类似的建议。这确实很难当作没听到。

所以，下次带孩子去商店之前，你要告诉孩子需遵守的行为规范，以及相应的奖励和后果。如果他们违反行为规范的话，就不能品尝到自己喜爱的食物；反之亦然。如果孩子无视奖励和后果一意孤行的话，那么他们将被留在家中承受后果。在以下例子中，面对他人毫无帮助的建议，父母可以如何回应呢？提供两种方式对比一下。

亲戚和其他人可能会说："汤米不尊重长辈！为什么不教他礼貌待人呢？"

你可能想说（请不要这么说）："是吗？孩子犯了错误，就应该当面训斥他？或者像你一样打他一顿吗？这方法大家都用，可是管用吗？我才不会这样做呢！"

你可以这样说："这是一个过程，汤米正在学习尊重他人。由于一些小问题，他遇到了一些困难，但他正在为之努力。"

亲戚和其他人可能会说："奥利维亚老想替别人做主，她太专横了，真让人讨厌。我们应该给她点教训。"

你可能想说（请不要这么说）："说到专横和讨厌！不知道说这话的人是不是也是个霸道的讨厌鬼呢！"

你可以这么说："奥利维亚有时分不清自己的需求和他人的需求，但她正在努力。"

亲戚和其他人可能会说："我不敢相信吉米的反应这么大，这也太小题大做了吧。他已经 10 岁了，不是 2 岁的小孩子了！"

你可能想说（请不要这么说）："哦，是吗？我还记得，你车门上被划出小口子，让你暴跳如雷呢！我当时以为你快犯心脏病了呢。别跟我谈什么自控力。"

你可以这么说："吉米有时难以控制自己的情绪，但他正在学习控制，我们也在帮助他。"（你无须回答后续问题，只需反复强调你们一直在努力即可。）

借鉴成功的经验

最后，我们想借鉴以下的成功案例，帮助家长们学会如何养育边缘型人格障碍患儿或有边缘型人格障碍特征的儿童。

- 不要对孩子撒谎。如果你不想分享某些信息，直接说它是私密的，或者不想讨论即可。
- 尽可能兑现你的承诺。避免做出难以兑现的承诺。
- 如果你不想听到孩子说脏话，那你要以身作则。

- 如果你希望孩子在互联网上少花点时间，那么你也要以身作则。参加家庭活动，比如飞盘高尔夫、骑自行车或远足。我们的生活都很忙碌，但我们需要安排时间来做有趣的事情。行动吧！

本章的主要内容

在本章中，我们讨论了具备边缘型人格障碍特征的儿童在诊断过程中遇到的困难。我们介绍了官方发布的和患儿父母总结的特征，以及如何在没有诊断书的情况下获得帮助的办法。

以下是本章的一些要点：

- 12岁以下的孩子表现出的边缘型人格障碍的特征不如成年患者那样明显。例如，成年患者常常在处理情绪、交朋友、睡觉、不同活动间转换及日常计划有变时遇到问题。这些关于患儿的信息是循证的，没有系统研究支持。因为医生普遍认为只有成年人才能被诊断为边缘型人格障碍，所以12岁以下的儿童几乎很难获得诊断和治疗。

- 认可永远有用。请记住，你正在认可他们的感受，而不是他们的想法或行为。将认可与行为规范相结合。

- 如果你认为孩子（12岁以前）已经表现出边缘型人格障碍特征，或者他们已被诊断为边缘型人格障碍，请为孩子争取恰当的治疗和教育方式。趁他们大脑中的通路还在发展和变化，及时做出反应。别人帮不上忙。如果你现在就行动，你就可以省去孩子成年后带来的诸多麻烦。

- 请记住，孩子不知道他们在思考、表达和行为上与正常人不同。他们无法区分自己和边缘型人格障碍这种疾病。他们没有经验。他们也不知道是疾病导致行为和情绪的异常。

- 边缘型人格障碍消耗了孩子所有的精力，所以他们很难感同身受。如果孩子不知道如何与人相处，你可以鼓励他们换位思考。询问当类似的事情发生在他们身上，他们作何感想。

- 在这个年龄段，幽默和分散注意力是处理事情的好办法。此外，你必须记住你是孩子的榜样，你的一举一动都被他们倾听、观察和学习。请慎重。

- 鼓励孩子加入运动队。团队活动可以让12岁以下的孩子学习与人相处，学习面对失败和应对挫折。

- 有些人，甚至你身边的人会好为人师。他们认为，如果孩子表现不好，那一定是父母的错。事实并非如此。如果这话是陌生人说的，那就忘了吧；如果这话是某些你在乎的人说的，给他们看看这本书。

- 简言之，你需要学习用简明的语言向他人解释边缘型人格障碍对你的孩子的影响，比如老师、医生和其他人。你可以避免使用"边缘型人格障碍"一词。"我的女儿正在经历困难时期，所以她很难控制情绪且理智地思考。她情绪失控时会做出一些极端的事情。我们正在通过治疗帮助她控制情绪。"

第十一章

养育正处青春期的边缘型
人格障碍患儿

丹尼尔：我 16 岁的儿子患有边缘型人格障碍。哪怕一分钟，他也不愿单独待着。如果我们坐在沙发上，当我起身想去别的房间拿东西时，他便呜咽着问："哦，你要离开我吗？"他总感到空虚，觉得自己不是"真实存在的人"。他想自杀并因此两次入院，每次都住院两周。他已割腕三次。他对小事表现出极端、过分的情绪，时常感到被冷落或冒犯。他经常扮演受害者的角色，把我和我妻子想成迫害者，把他的生母想成拯救者。即使一切进展顺利，他也能找到令他不安的因素。

父母和这个年龄段的患儿相处，感觉不再如履薄冰，反而像在磨砂玻璃上爬行，举步维艰。其实，父母和"正常"的青春期孩子相处，也不是一件容易的事。有家长说如果按照 1 ~ 10 分级难度量表划分的话，抚养处在青春期的边缘型人格障碍患儿的难度级别大约是 1000。尽管如此，下面的方法依旧可以帮助你的孩子。

为了避免将来"惯养怪物"，你需要好好利用青春期这个关键的时间段。这段时间里，你需要达到的总体目标是为孩子在 18 ~ 21

岁时能独立生活打下基础。你要明白，如果你"惯养怪物"，让他们生活得很安逸，那么他们就会更愿意待在家里，这样一来，他们的独立生活能力也越来越差。在他们看来，你为他们做事就是爱他们，你让他们自己做就是不爱他们，所以这个理由让你很难叫他们自己做事。所以，你需要下定决心用其他方式表达你的爱。

首先，我们谈谈青少年的大脑。研究表明，人的大脑持续发育，并在十七八岁时完全发育成熟。（但具体而言，青少年大脑中的神经元还没完全打通大脑的情感区和决策区之间的连接。）所以大脑完全发育成熟的时间是远远早于神经元打通连接的时间。同样的道理，青少年的性成熟期远远早于他们未来结婚生子为人父母的时间。法律规定的驾车（以及其他很多事情）年龄也远远地早于大脑中灰色物质"完全发育成熟"的时间，这是一个道理。

这就解释了青少年为什么会在思维和行动上存在问题，为什么会采用非理性、冒险和冲动的方式行事（是的，主要是冲动）。"未成熟"的大脑会让他们做出错误的决定，或者屈服于同伴压力。如果你家有青春期的孩子，你一定知道他们不擅长解决问题和做决定。我们应该和孩子分享这些生物学知识，这样的话，他们在做选择时会有所准备。大脑有待进一步发育，与边缘型人格障碍的问题叠加，让孩子的行为问题更加棘手。

表 11 – 1 比较了处在青春期的边缘型人格障碍患儿和正常青少年的行为。本质上讲，患儿的行为主要源于巨大的痛苦、强烈的情绪、被遗弃的恐惧和自我厌恶，而正常青少年重在经历这个过程。

表 11 - 1　处在青春期的边缘型人格障碍患儿和正常青少年行为的比较

正常的青少年	患有边缘型人格障碍的青少年
不会尝试自残，而且一般从没想过自残	自残让他们感觉更"真实"，所以他们在不知所措或心烦意乱时就会自残。自残的发生频率越高，自残者就越可能将其看成一种基本的应对技巧
回家晚，比如午夜才到家，而不是约定好的晚上 11 点，并深感自责	整晚都在外面，直到凌晨 5 点或更晚才回家，并让父母不要管自己的事
尝试过酒精或香烟。不影响正常生活	可能会尝试酒精和香烟，而且更有可能尝试药物。为了处理边缘型人格障碍产生的痛苦情绪，他们使用药物，但他们遇到的精神、情感、财务和职业问题会让其精神健康状况更糟
时而喜欢父母，时而不喜欢；生气并大喊，对父母说脏话	时而将父母理想化，时而将其妖魔化，反复无常。每发作一次强度便增加一些，最大可达到 10 次方（1 ~ 10 分级量表）。例如，早上，卡莉发现自己的手机丢了，要求妈妈为她购买新手机。当她被拒后便破口大骂。可下午的时候，她找到了手机，马上把妈妈搂在怀里说她"是世界上最好的妈妈"，并感谢她为自己做了最爱的零食
和男友吵架让她非常沮丧。她哭着跟父母说，他们不可能了解她的感觉	和男友吵架后，她认为男友看不起自己，觉得自己不中用、让人烦。她也可能认为男友很烦人［关系不稳定。处在青春期的边缘型人格障碍患儿用分裂方式看待他们的男女朋友，使用非黑即白的思维方式（分裂）。］
父母为了提高成绩限制孩子打电话的时间。孩子因此而生气，讨厌父母，并认为他们不理解自己	他们因为被父母限制了电话的使用时间而勃然大怒，并要求父母立即取消限制，否则就要向儿童保护服务（CPS）机构举报他们虐待。孩子果然因为父母拒绝取消限制向儿童保护服务机构举报。调查的展开让一家人永无宁日

（续）

正常的青少年	患有边缘型人格障碍的青少年
性行为初体验，可能有1个或2个伴侣，作为成长的一部分	为了自我感觉好，为了讨人喜欢，为了融入其中，为了避免被抛弃，常与多人发生不安全性行为
因不能和母亲的意见达成一致，所以用力踢门发泄怒气。但并没有造成实际伤害	因不能和母亲的意见达成一致，她/他勃然大怒，拿起多个玻璃杯砸门，在有意（或无意）间踩在一块玻璃碎片上，导致大量出血。妈妈见状只好拨打救援电话

正如表 11-1 中显示的一样（可能你也亲身经历过），患有边缘型人格障碍的青少年比正常的青少年行事更为极端。本章将围绕性行为、社交媒体和患儿展开讨论，并介绍有效的育儿方式。

性行为

我们在调查中发现，父母普遍认为青春期孩子的性行为极具挑战性。这不足为奇。据我们的观察，与常人相比，各年龄段的边缘型人格障碍患者更易痴迷于性生活，过早且过于随意地与多人发生性行为。他们也易发生高风险性行为，例如发生不安全性行为或与陌生人发生性行为。以下是部分父母的反馈。

露西亚： 我的女儿常选择性行为缓解其空虚、麻木、寂寞或无聊的感受。性行为会产生短暂的积极情绪和被接纳的感觉，在患有边缘型人格障碍的青少年眼里，会被放大 25 倍。我和丈夫在女儿 15 岁时为其采用了避孕植入物，并告诉她这无法防止性传播感染。虽然如此，这至少能避免她怀孕，避免她在仓促的情况下成为母亲。

卡内莎：因为儿子总在社交媒体上发布奇怪和不雅的信息，所以我们限制他使用社交媒体。一天，我们怀疑他在社交媒体和手机上发布了不雅照片。我们发生了冲突。

薇琪：我的孩子说她想要一个永远爱她的孩子。她总这么说，把我吓坏了，还好她有时会改主意，但回头她又接着说"我想要一个孩子"。她完全不知道这意味着什么，她还没准备好当妈妈。我还在抚养她，也没准备好当祖母！我们让她采取了必要的避孕措施。我们不希望她未成年就怀孕。至于成年后，她可以自己决定。

凯蒂：我13岁的女儿想和20多岁的男生约会并发生性关系。她完全不明白为何我们要反对，只是愤怒地指责我们在控制她和虐待她。

贝蒂：我13岁的女儿滥交，每次发生性行为都拒绝使用任何保护措施。她说她已经在"心中默念"绝不怀孕、绝不染病，所以就不需要采取相应措施了。

我们必须先了解滥交行为的原因，才能找到最佳的解决方案。原因通常不止一个。有些患者利用性行为缓解空虚、自我价值低、自卑和不安全感（在男女关系中）所带来的痛苦；有些是冲动的自毁行为；有些是出于归属感的需要；有些是因为缺乏身份认同；有些是因为沮丧；有些是因为无力面对挫折；有些是希望被需要。性行为成为适用于一切困境的"流行"方式。它也是早期性虐待行为的迹象之一。

性行为带来的积极影响是短暂的。高潮的感觉也不会持久。此外，边缘型人格障碍患者惯有的"分裂"思维方式会让他们难以接受以前的伴侣。因此，他们必须另觅新欢。

你无法控制孩子的行为，但你应该知道这些行为所涉及的风险。接下来，我们来谈一下青少年性行为的危害，例如怀孕和性传播感染（STI）。

性欲亢奋的风险

- **性传播感染**：例如，人乳头瘤病毒（HPV）是最常见的性传播类疾病，是导致宫颈癌的主要原因。它可以通过与感染者发生性关系传播。有时感染者可能并不知晓自身病情。但是，12岁左右的青少年可以接种HPV疫苗。你也可以询问孩子的医生。

- **怀孕**：你和孩子是否就意外怀孕的解决方案达成一致。她会生下这个孩子并期待你抚养？还是你同意堕胎或收养？这些应该提前"沟通"好。下文我们会提到。

- **受伤**：你的孩子及其伴侣是否对性行为态度一致。否则，有人会受到伤害。如果其伴侣只是不负责任地"勾搭"，而你的孩子却在认真交往，那他/她可能会受到很大伤害。反之亦然。

谈论性

虽然青少年最不想和父母谈论性，但是这种讨论很有必要，尤其是患有边缘型人格障碍的青少年。我们知道，他们的行为通常比正常情况更为极端和危险。有时，青少年哭着求助，实际上是希望父母介入并提供建议。我们建议你可以通过对话和孩子建立联系，利用这个机会让孩子明白有关性行为的事情。

你不要让孩子觉得被羞辱或被评判，你只要讲明性行为的风险即可。你知道羞辱和责骂只会赶走他们。如果你得知他们发生性行为的原因，请认可他们的感受，然后再谈论风险和停止此类行为的好处。你可以就避孕和预防性传播感染等话题咨询儿科医生或家庭医生。你需提前告知医生你想咨询的内容，以便他们安排时间。

如果孩子已发生性行为，他们需要承担责任。你可以制定行为规范。例如，为了防止孩子偷偷溜出去，父母可以安装摄像头和给前门上锁。这样门被打开时，父母的手机端就会收到报警短信。当你无法控制孩子的身体时，你至少要和他们谈论性行为的风险，避免其冲动行事。

提醒

如果你决定不告诉孩子他/她的诊断结果，你可以不使用术语向他们解释边缘型人格障碍的影响（详见第五章）。

艰难的改变

边缘型人格障碍患儿很难适应任何形式的变化。"你需要做好最坏的打算，才能期待最好的结果"。这是患儿父母的口头禅。如果你或家人发生以下任何变化，你可能需要做最坏的打算。这些变化很可能会引起患儿情绪爆发。但你同样有理由期待最好的结果。

- 孩子有了新恋情。

- 孩子的一段恋情结束。

- 有人生病或去世，例如孩子的祖父母或叔叔。

- 孩子在漫长的暑假后重返学校。

- 孩子交了一个新朋友或失去一个老朋友。

- 孩子去新学校上学。

- 举家搬迁（包括搬到同一座城市的另一处住所）。

- 孩子长期生病或受伤，比如腿骨折。

- 孩子开始进入青春期，并且他们的身体开始改变。

- 你和伴侣相处不好，或者你有新伴侣。

- 孩子被欺负。

谈论物质滥用

物质滥用是与边缘型人格障碍同时发生的一种危险情况。当患者通过自我治疗缓解痛苦情绪时，他们可能会存在物质滥用问题。物质滥用和边缘型人格障碍的叠加会严重影响患者的人际关系、目标、学业或事业，以及身体和精神健康。有关物质滥用的更多信息，请参阅第十四章。

社交媒体

2020年的一项研究调查了620名年龄在18~77岁的患有边缘型人格障碍的社交媒体用户，研究边缘型人格障碍对患者人际交往的影响。研究人员发现，用户的边缘型人格障碍症状越明显，他们就越爱在社交媒体上发帖，也越爱拉黑好友和删除好友。此外，边缘型人格障碍患者普遍认为社交媒体是日常生活中很重要的一部分。

部分成年人不知道社交媒体在青少年生活中的渗透程度和重要性。许多孩子发帖分享日常或在热门论坛上吸引追随者。有时，患有边缘型人格障碍的青少年（他们的行为冲动和不当）也是如此。他们可能会对惹怒自己的人发布刻薄、威胁的评论，甚至诽谤对方。他们甚至会撒谎，虚构他人的个人行为、性行为或外貌。他们还可能发布不雅图片。

家长有必要和患儿讨论在社交媒体上发帖的实际后果。发帖可能会伤害他人或自己。社交媒体上留下的足迹也会对自己的未来产生影响，比如包括雇主在内的任何人都可以查看孩子的社交媒体，并在素未谋面的情况下对他们有所了解。由于他们的身份在不断变化，你需要防止他们因使用社交媒体被贴上标签。表 11 - 2 中列出了使用社交媒体的注意事项。

表 11 - 2　使用社交媒体的注意事项

不要在社交媒体上做以下事情	原因
发送或发表身体隐私部位的图片——不管是自己的还是别人的。也不要通过消息应用程序发送这些图片给男女朋友、伴侣及其他人	你需要提醒他们，如果他们与男/女朋友分享亲密照，他们的照片在分手后可能会被曝光，当然也可能不会
表达对他人的讨厌或鄙视，批评别人身材过胖或过瘦等	这是网络欺凌行为，有些青少年因此而自杀。这种行为也可能让别人疏远你的孩子。他们可能不会公开责备你的孩子，但作为朋友，他们可能会回避你的孩子，或担心你的孩子出口伤人。另外，提醒孩子不要参与到这种行为中去

（续）

不要在社交媒体上做以下事情	原因
编造故事，例如关于老师	这可能会伤害到另一个人。或者你的孩子有意伤害他人，这样的话，你最好让他们知道他们（和你）可能需要承担相应的经济后果，例如失业
说想伤害或杀死某人	如果那人受伤或被杀，你的孩子将成为嫌疑人。即使那人什么都没发生，这样的行为也是残忍和无意义的。此外，在线威胁可面临限制令和诉讼风险

　　青少年在社交媒体上的行为可能很会令人不悦。例如，他们对彼此的外貌评头论足。他们为了让自己看上去光鲜亮丽，会花数小时精修自拍照。许多青少年想成为社交媒体平台上的"网红"。十几岁的男孩爱吹牛，他们有时会吹嘘自己的性生活史和冒险行为。患有边缘型人格障碍的青春期男孩更易表现得浮夸、争强好胜，并对自己的过火行为全然不知。简而言之，患有边缘型人格障碍的青少年使用社交媒体时，他们的情绪更加不稳定，他们的困扰和风险更多。

　　如果你认为孩子在社交媒体上花费了太多时间，并且想要减少其使用时间的话，请考虑身体力行。谨慎使用你的社交媒体。与其在脸书上无休止地发帖，你倒不如花更多时间与家人（尤其是患儿或其兄弟姐妹）交谈或根据第五章的建议更好地关爱好自己。如果阅读脸书是你照顾好自己的方式，那请慎言慎行。

　　如果你决定让孩子远离社交媒体，你通常会拿走他们的手机。这种行为对他们而言如同截断手臂一般。关闭社交媒体或互联网的原因如下：

- 过度使用，逃离现实生活。
- 在网络上欺凌他人。
- 查看色情内容。
- 获取非法活动的信息。
- 分享自己或他人的不雅照片。
- 用它安排与陌生人的会面。
- 发色情短信。
- 一定程度上被利用。

如果孩子需要上网接收和提交作业的话，在受罚阶段你可以让他们使用共享计算机。制定恢复网络后的规则并落实。为了避免某些类型的信息（例如色情），你需要限制其使用时间，并得到允许查看其历史记录的权限。孩子真正关心的可能是能否使用手机和访问社交媒体，于是你可以好好利用他们的爱好改变他们的行为。然而别忘了，孩子一旦承受后果，他们会夸张地认为他们将再也无法使用手机。

留意孩子的正确行为

因为父母会时刻警惕青少年的不良行为，所以会对"不当"性行为或滥用社交媒体给予高度关注。但每个人都会时不时地做些对的事情，所以不论大小，父母也要留意孩子的正确行为。例如，如果孩子按照你说的倒了垃圾，你可以回之以微笑并表示感谢。请千万收好你的冷嘲热讽，比如"终于，终于!"或"我以为我永远看不到这一天了"。这对父母而言不容易，但值得一试。许多青春期的孩子嘴上不说，但是会抗拒和父母拥抱或亲吻。虽然如此，但他们欢迎积极的身体语言，比如轻轻地抚摸、轻轻拍拍背或肩膀。你也不妨一试。

表 11 - 3 列出了需要留意的细微行为和认可的方式。不仅小事值得关注，大进步更值得肯定和表扬。

表 11 - 3　父母应留意的孩子的细微行为和采用的认可方式

青春期孩子的行为	不说	请说
在使用马桶后放下马桶圈	我的天啊！太阳从西边出来了，吉米居然记得把马桶圈还原	吉米，谢谢你记得把马桶圈还原。我很高兴
你让孩子叠自己的衣服。他边自言自语边叠	说什么呢？我敢打赌你说的话既刻薄又可怕！	我很感谢你伸出了援手，帮了我的忙（给予真诚的微笑，不要假笑。你能行的）
哪怕孩子讨厌数学，他还是在做数学作业	你终于做你的数学作业啦！我真是不敢相信我的眼睛	太好了，你在做数学。我不打扰你了，需要帮助叫我
孩子在生你的气，但没说脏话	哦，你是不是忘了抱怨的时候得说些脏话呢？	我看得出你很生气，但很感激你用礼貌的方式和我说话

青春期的孩子依旧需要你

哪怕你的孩子爱扮酷，哪怕他们对你避之而不及，哪怕他们老与你争吵，他们仍然需要你。当他们快乐或悲伤时，他们需要你知道；当他们去游乐园或钓鱼时，他们需要你；当他们安静地看日出时，他们也需要你。他们需要你以一种好的方式让他们感到特别。

想想孩子的可爱之处，并偶尔提一提。你喜欢他们精力充沛，随时准备冒险。你喜欢他们为朋友挺身而出的样子。你喜欢他们的一切。你可以想想和他们的旅行，问问他们假期中的难忘时刻，听听他们口中的共享时光。

我们询问了患儿父母，他们在了解边缘型人格障碍之后是否会有所改变。他们是这么回答的：

- 我可能不会这么频繁地给我儿子讲课，而会注意到他的积极行为并给他更多的赞美。这常常看起来很难。
- 我会尽快让女儿接受治疗，并坚持找一位真正了解边缘型人格障碍的治疗师。住院后，我们接受了治疗师的新方案，但在新方案失败后我们就再也联系不上此前的治疗师了。
- 我会让儿子更早接受辩证行为治疗，我会竭力争取获得学校的特别支持。哪怕学校因孩子聪明拒绝这么做，我也会坚持向学校争取，说服他们聪明的孩子也可能需要额外的帮助。
- 我会告诉女儿，当一切平静下来时，她很漂亮、聪明、无与伦比。这时的她与怪物上身时截然不同。这种积极的反馈非常重要。否则，她得到的只有负面关注，会变得更糟。

本章的主要内容

在本章中，我们讨论了处在青春期的边缘型人格障碍患儿所面临的一些特有的挑战，包括滥交和社交媒体的滥用。请记住以下要点：

- 请记住，青春期孩子的体力充沛，但他们的大脑并不成熟。面对孩子的疯狂行为，本章的常识能减缓你的挫败感。千万别忘记，对于患儿来说，感受等同于事实。

- 养育一个青春期的孩子已经很困难了，那养育一个处在青春期的患有边缘型人格障碍的孩子就难上加难。好消息是它最多持续七年。坏消息是，这可能是漫长的七年。如果你已经按照书中所言做好准备的话，你会轻松一点。如果孩子已经进入青春期，现在用起来也不迟。

- 进入青春期的边缘型人格障碍患儿与其他同龄孩子一样，会面临许多共同的问题。这些问题可能由激素分泌引起。所以不管孩子做了什么，不要往心里去。想想你十几岁的时候吧！

- 和孩子谈论性通常比较困难。患儿通常用性行为缓解其痛苦、空虚和自我价值低的感受。他们很早就开始了性生活。他们的痛苦感受让其行为异常。

- 请尽量监管孩子的社交媒体账户。如果他们滥用社交媒体，请制定使用规范并落实。如果他们看上去配合，他们很可能使用别名或另一个账户与朋友联系。你可以使用家长权限进行管控，也可以要求他们在公共区域使用电脑。如果他们不能遵循，应该承担自然的后果，比如一段时间内不能使用他们的账户或其他类似后果。

- 留意并肯定孩子的正确行为。用简单的微笑肯定他们的行为，用身体语言表达你的赞赏。

第十二章

养育边缘型人格障碍
成年患者

乔治的两个女儿都患有边缘型人格障碍。和孩子们一起生活不是件容易的事。现在他们都已成年。在孩子（她们的年龄相差两岁）经历了青春期并步入成年这段时间里，乔治学到了不少东西。乔治说，一个女儿通过治疗和大量的努力，几乎克服了与边缘型人格障碍相关的所有毛病。她现在能养活自己，这让他感到骄傲。但可悲的是，另一个女儿居无定所，依靠吸烟过活。他很少有她的消息。

边缘型人格障碍带来的问题并不会因为孩子成年而消失。本书的主旨是教孩子学会独立和承担责任。但如果你的孩子已成年，那该怎么办？首先，你可以先阅读我们的其他书：《与内心的恐惧对话》《边缘型人格障碍》和《与内心的恐惧对话工具书》（*The Stop Walking on Eggshells Workbook*）。

大多数成年患者的父母所面临的头号难题是，成年子女想和他们同住，享受免费的食宿和客房服务。如果你的成年孩子也是如此，他可能确实自身能力不足，也可能他已经习惯惯养模式，不知怎样独自生活。你的孩子不会珍惜这种特权。如果你顺着他，他就肆意妄为，把事情弄得一团糟。比如，他会违反规则，开你的车或留不守规矩的朋友过夜。如果你反对，他就找麻烦。无论父母是否与孩子同住，父母都认为成年孩子具有攻击性，依赖药物和酒精麻醉自己，无法照顾好他们自己的孩子，反复辞职（或被解雇），并迫使父母替其照看小孩或予以经济支持。他们拒绝继续学习，拒绝找工作，拒绝接受治疗，并拒绝长大。

让成年子女承担起责任

只要你不再"惯养怪物"，愿意让他们承担责任和学习独立，一切都来得及。你需要克服内心的恐惧感、责任感和内疚感（详见第八章）。成年孩子学起来会更快。首先，逐步明确你将不再提供支持的具体内容：要求他们 6 个月内搬出去住；减少他们每月的零花钱；要求他们三天内收拾好自己的东西，否则你将会把东西封装扔进车库（或垃圾桶）。请记住沟通时先认可孩子的情绪，首选 SET-UP 沟通五件套，必要时使用 BIFF 沟通四件套。

你完全有权利过自己想要的生活，追求宁静和自由的生活，所以你需要学习，需要练就坚韧的意志，这样你才能全然接受这不能改变的事实（详见第五章）；克服你内心的恐惧感、责任感和内疚感（详见第八章）；制定并落实行为规范（详见第九章）；调整你的预期；且珍爱且放手；有时，不再与孩子联系。好消息是，只要你下定决心教会他们独立和承担责任，一切都来得及。教一个成年的孩子比教一个儿童或青少年要快得多。

调整你的预期

数以百万计的父母在养育患有严重精神疾病或身体残疾的孩子时，必须要调整对孩子的预期。这听起来确实让人丧气。起初，你会很失望。但你若能放下奢望，和孩子真切地生活在一起，这将大有帮助。将来，你会为这个新目标庆祝，你也会为成年子女感到自豪。

你不是不可以有任何期望，而是你必须为孩子制定务实的目标。例如，你的希望是孩子事业有成，然而更为务实的目标是，孩子应该有份工作。你的期望是孩子可以上大学，然而更为务实的目标是孩子高中毕业或获得高中同等学历。当他们完成了这些调整后的目标，你会为此感到快乐。表 12 - 1 提供了一些调整预期的例子。

表 12 - 1　调整预期的例子

以前的期望	调整后的期望
孩子可以拥有事业或一份好工作	孩子可以工作
孩子可以上大学	孩子高中毕业或获得普通教育水平证书
孩子婚姻幸福	孩子拥有良好的感情生活
孩子不会有麻烦	孩子会遵守缓刑期的规定并最终解除缓刑
亲子关系良好	我们可以交谈
孩子不会吸烟	孩子接受康复治疗和定期看医生
孩子能给我养老	孩子在治疗后可以独立生活
孩子成为合格的父母，我也期待成为祖父母	孩子不会养育自己的孩子，而我将养育我的孙辈

一旦你调整预期，就可以帮助孩子设定切实的目标，并帮助他们解决与这些目标相关的问题（详见第九章），比如确定通勤的交

通工具、确保足够的房租等。他们每向前迈出一步，可能会后退两步。父母要为之做好准备。他们可能会分裂自己，认为自己很糟糕或是个失败者。虽然我们都知道挫折的滋味，但患者眼里的挫折感却要强百倍。我们可以鼓励他们，很多人都会犯错误，而且不是一次成功的；同时提醒他们，成功不一定靠聪明或才华，可能是靠执着，或者从错误中吸取教训并坚持到底。

　　珍妮特： 当你退后一步看时，你真的可以看到积极的一面，并能关注到全局。正如你见到许久未见的孩子，惊叹他们长高一样。你每天和他们在一起，是看不见这些的。

　　比如，你担心孩子不能读完九年级，可是现在他已经完成了十年级的一半课程。这难倒不是件值得庆祝的事吗？比如，你担心孩子不能拿到驾照，可是他拿到了，尽管比大多数孩子晚了一年。接下来你还在为他们能否完成高中学业捏一把汗。再过 3 个月就能见分晓了，而目前看起来还不错。

　　所以，关键是我们要学会发现并肯定积极的一面。退后一步，记住那些我们担心的事情并未发生，并为他们的点滴成长和进步喝彩。

随着孩子的独立性越来越强，他们的自信心可以得到增强，成就感也油然而生。他们需要多次体会这些感受，体验独立完成某事所带来的踏实感，而不是别人为自己带来的踏实感。你如果不给他们空间，将永远不知道孩子能做什么。他们也永远不知道自己能做成什么。我们都体会过困难让我们不知所措的滋味（例如，我们独自一人到陌生的城市里的一所拥有 5 万名在校生的大学念书），我们必须相信自己能够做到。你的孩子可能也需要相信自己能够做到。他们会遇到挫折，但他们如果坚持下来，他们终会收获惊喜。

你需要告诉你的孩子，你相信他可以做任何事。让他体会失败，鼓励他重新振作。大部分人都以失败开始，但关键是从失败中重新振作。你肯定不忍心看到孩子失败。但是，设想一下，如果你的父母每次都为你的错误买单或独自为你披荆斩棘，那么你会成为现在的自己吗？你的孩子可能准备好进入真正的成年期，也可能没准备好。但你不能永远陪在他的身边。作为父母，你的主要工作是尽可能培养他们独立。为了这一点，你不能每次都为孩子善后（见表 12 – 2）。

调整预期意味着放弃之前的期望，这相当不容易。放眼望去，别人家的孩子要么是成功的医生，要么是有权有势的律师，而你的孩子不仅高中差点儿没毕业，还在为保住一份工作而挣扎。那你该怎么办呢？如果别人当面吹嘘自己的孩子，你又该怎么说呢？首先，请记住，你并不真正了解那些"完美"家庭中发生的一切。你朋友的孩子——成功的医生，可能有成瘾问题。你女儿的那个律师同学可能已经三婚。由于各种原因，最好不要把孩子和别人比较。

表 12 – 2　父母可以做的事和不可能做到的事

问题	可以做的事	不可能做到的事
孩子威胁要自杀	带孩子去急诊室。报警或拨打心理健康紧急热线	让孩子瞬间感觉好转
孩子滥用药物	告诉孩子他们不能在家里服用非法药品 告诉孩子的医生药物滥用情况。由于医疗隐私的问题，医生不能告诉你孩子的情况，但你可以向他们提供信息	让他们停止使用非法药品 让他们变成健康的人（他们必须自己想改变）

（续）

问题	可以做的事	不可能做到的事
你的孩子有虐待儿童的行为，同时/或忽视他们自己的孩子	告诉他们必须改变 如果他们依旧继续，你会向当地的儿童保护服务机构报告	让他们成为好的父母，不再虐待或忽视孩子
孩子与执法部门持续发生冲突	告诉他们，如果下次发生，你不会再付钱请律师或办保释（坚持执行这个计划！） 告诉孩子如果他们不改变，可能会入狱	让孩子服从法律（仅仅告知其法律条款内容可能不会起作用。他们知道内容，只是不想服从）
孩子的行为太可怕了，你想赶走他们	告诉孩子，如果他们不改，就必须在规定时间内搬走 如果没有改进，咨询律师并考虑可能采取的行动或者，直接请孩子离开	让孩子在家里遵守行为规范。只有他们自己愿意才会遵守（但是，你可以规定不遵守的后果，比如必须离开你的家）
家里不允许抽烟，但你的孩子总在家里抽烟	告诉孩子他们只能在房子外面抽烟 提供尼古丁替代品治疗方案来抑制他们的烟瘾	让孩子戒烟，尽管你知道这不现实
孩子将你不喜欢的人带回家	告诉他们如果他们想见你不喜欢的人，他们可以在外面见面	帮孩子选择朋友（有时患者会成为被抛弃者的朋友，因为这些人是唯一会和他们交朋友的人）

成年子女和你同住

如果你和孩子们同住，不要让他们过得太舒服。你希望他们有个坚实的后盾，所以你让他们和你同住。但你也希望他们能搬出去独立生活。你需要记住，他们不再是孩子，只是需要帮助的成年人。除非你想让他们永远待在家里，你必须把他们住在家里的日子想象成他们走向独立的桥梁。只要有进步就好，无论它来得多慢。以下是建造这座桥梁的建议。

设定合理的搬家时间。帮助孩子做好搬家前的准备工作。坚持原则并给予支持；准备工作必须在双方商定的日期前完成。

向他们收取部分食宿费用。在一定程度上，这会让他们面对现实，即成年人要担起责任。如果他们连这点费用都不付，那等到出去租房的时候，肯定会挨当头一棒。即使只是收取象征性的金额，你也一定要坚持让他们每月同一天支付。

不要帮他们做家务。让他们知道，衣服不会神奇地出现在衣帽间里，房间也不是小精灵打扫的，垃圾也不会随着魔杖一挥而消失。他们应该负责这些家务。请记住，他们是租客。不要为他们收拾东西、叫他们起床，以及反复提醒要做的事情。他们如果被当作残疾人对待，他们将更难独立。这对他们来说确实很难，但这不应该成为他们的借口。如果你把他们能做的事给做了，你就是在代劳；如果你把他们不能做的事做了，你就是在支持他们。如果他们因为无法早起导致被解雇，他们会吸取教训。你在教他们如何承担责任。

期望他们参与家务劳动。每日沐浴更衣是基本要求。除此以外，期望他们去取食品、做饭、打扫客厅、清洗洗碗机，还有些其他的事。当他们完成后，他们会收获点成就感，也会觉得自己对家人是有用的。这都能让他们感觉好起来，帮助他们掌握必备的生活技能。

制定行为规范。显然，你会想万一他们拒绝做呢？这时，制定行为规范就派上了用场（详见第九章）。基于你的价值观、需求和愿望，制定一些违反行为规范所需承担的后果。否则，要求他们在明确的时间节点内搬出去。你需要分清他们到底是不能做某事还是拒绝做某事。你可以决定行为规范的内容，具体包括吸烟、暴力威胁、愤怒、辱骂、偷窃、违反规则、欺负兄弟姐妹、留客人过夜等。

建立家庭的规则。如果你不希望配偶或伴侣以外的其他人进入你的卧室，请一定让所有人知道。有必要的话，给卧室上锁，这可以避免吸烟成瘾的孩子偷走你祖母传下来的珠宝，也可避免他们偷服你的安眠药。门内和门外都加把锁，这样的话，你不在家时没人可以进去。

记录。将规则和规范以书面形式记录下来，并且你们都必须签字并注明日期。你自己留一份，给孩子一份。如果他们签订了书面的家规，当他们违反时就不能抵赖了。如果孩子认为家规内容理解有困难，你可以给他们演示，比如打扫房间或"做晚餐"（注意，用你的钱买个比萨可不算做晚餐）。如果他们认为你太刻薄，这是个好消息，这说明你的帮助起效了。他们已经开始走上了正轨，开始为自己的决定和行为负责。虽然这只是他们独自生活道路上的一小步。

假设与你同住的儿子不介意自己的卧室脏兮兮的，但你不能忍受，想在房间里有虫子之前和他谈谈，可以按以下的例子对话。

妈妈：汤姆，我想和你谈点重要的事情。你有时间吗？

汤姆：当然。（继续做他的活动。）

妈妈：正如我所说，这很重要。所以，如果你能专心听的话，我将不胜感激。你看，我犯了一个错误。（注意，她用正面的方式提出她的要求，而不是用负面的方式告诉他该做什么，比如关掉电视、停止玩手机。这是一种特别有效的方法。注意她用孩子最想听的内容来吸引他——妈妈犯了一个错误，会是什么呢？）

汤姆：（感兴趣，他放下手机）你犯了什么错误？

妈妈：嗯，你刚搬进来的时候，我和你爸爸向你提了些要求，你还记得吗？

汤姆：有点印象。那是很久以前的事。

妈妈：嗯，其中之一就是你得清理自己的东西，比如你用过的盘子和衣服。这一条我们已经写了下来。但我总以为你还小，就替你代劳了，我没给你机会长大。我的工作量也因此增加了一倍。

汤姆：你是说我把房间弄得脏兮兮的吗？可你看看那边，有爸爸的水管用品，还有一堆文件，约翰的篮球用品还在大厅里。我可不是唯一乱放的人！

妈妈：你当然不是。我们都需要改进。我也不会帮爸爸清理烂摊子。（她没有过多解释，给他挑刺的机会。）我也不会再为你洗衣服、做饭和打扫卫生了。（她简短而坚定，使用第七章中的 BIFF 沟通四件套。）

汤姆：我简直不敢相信！我就像你的仆人！太……不公平了。我讨厌这个。

妈妈： 从现在开始，事情就是这样。这是我给你做的最后一顿饭——冰箱里的烤宽面条。你的衣服在烘干机旁边。你的东西我都放回了你的房间。如果我在外面发现你的东西，我会把它们放到你的房间。我需要你饭后收拾餐桌和清洗餐具。如果你不做，那我们会有另一次谈话。（信息明确且坚定。）

汤姆： 你对我太刻薄了。你不像个妈妈！

妈妈： 不，当然不是。我是一个成年人，要以成年人的方式对待我的成年孩子。我很想见见那个成熟的你。

汤姆： 哦，是的，你……当然会。

妈妈： 汤姆，你已经同意保持房间整洁，如果违反约定就需要承受后果。这个你是知道的。（请注意，她没有用"强制"这样的词，这听起来像警察执法。）我知道这对你很难，你看上去那么吃惊和愤怒。（提供支持和同情，使用第七章中的 SET-UP 沟通五件套。）如果还有更好的沟通方法，我愿意尝试。目前，我和你爸爸已经决定了。（坚定。）

汤姆： 如果我不做的话，那会怎样？我会被扔到街上去吗？

妈妈： 我希望你按照你的承诺去做，那些假设就不会发生。我爱你！（友好，使用 BIFF 沟通四件套。）我很高兴你在家里。但我认为这是必须要做的事。你考虑一下。如果有问题，我们稍后再谈。（注意她没有使用 JADE 禁忌：辩护、争论、捍卫或过度解释。）

养育你的孙辈

据美国公共广播服务公司的《新闻一小时》栏目报道，2016

年在美国约有 270 万个祖父母在抚养孙辈，等 2020 年美国人口普查的全部结果公布时，这个数字肯定有所增长。我们怀疑这些孩子的父母很可能患有边缘型人格障碍。由于多种原因，成年子女无法养育他们自己的子女，最为常见的情况如下：

- 药物或酒精（或两者）滥用。
- 有心理精神疾病（包括边缘型人格障碍）。
- 监禁。
- 虐待或忽视孩子。
- 死亡，例如服用过量药物。

在美国的一些州，孩子一般被政府安排寄养在其亲属家里。但美国有些州的政府不负责安排孩子的监护人，而是由成年子女提出请求，交给其父母抚养。如果你也遇到了这种情况，并且同意照顾孙辈，请务必咨询具有监护权法经验的律师。你需要从患有边缘型人格障碍的成年子女那里获得书面、签名和公证形式的授权，才能带孙辈就医和就学。你也可以通过地方法院申请紧急监护权，但每个州的法律各有不同。

不幸的是，在美国多个州，如果祖父母没有获得某种形式的合法监护权，父母可以随时把孩子带走。除非儿童保护机构和/或法官裁定你为孩子的法定监护人，否则孩子的父母就一直享有监护权。

当祖父母向儿童保护服务（CPS）机构报告，其成年子女疏于照顾或虐待儿童时，这会激怒他们的成年子女。有时成年子女为了报复父母，不会再让其父母见到孩子。我们认为，最好的做法是以未成年子女的利益为出发点采取行动。这意味着，祖父母必须从不尽职的父母手中夺走监护权。你不要考虑成年子女可能采取的报复行动，你要考虑的是如何保护你的孙辈。

一般情况下，儿童保护服务机构的官员不喜欢将孩子从父母身边带走。但他们如果认为孩子处于危险之中或被严重忽视，他们就会这样做。针对以下虐待或疏于照顾的情况，他们一般会采取措施：

- 孩子没有正常进餐，也无法获得食物。
- 孩子经常因为小的违规行为而受到殴打或惩罚。
- 孩子非常害怕他们的父母。
- 孩子正在或可能已经受到性虐待。
- 孩子经常被单独留下，需要照顾更加年幼的兄弟姐妹（比如说一个 4 岁的孩子需要照看一个 1 岁的孩子）。
- 孩子在冬天没穿保暖的衣服。
- 给孩子香烟和其他成瘾的东西。

如果你将抚养孙辈的话，或者正在抚养他们，我们向你推荐《祖父母指南：抚养孙辈的智慧与支持》（*The Grandfamily Guidebook: Wisdom and Support for Grandparents Raising Grandchildren*）。它将帮助你全面驾驭各种棘手情况。除了阅读本书之外，作为监护者的祖父母还需要注意以下几点：

现在你是父母了。你肯定为孙辈感到难过，所以你想善待他们。但是，你不能溺爱他们。你需要像父母一样行事，执行基本规则和教孩子如何以负责任的方式对待自己和他人。

他们该怎么称呼你。年幼的孩子听到其他孩子称呼他们的监护人为"妈妈""爸爸"，所以他们自然而然地会使用这些名字称呼你。如果你介意的话，你可以让孩子叫你"奶奶""爷爷"或你认为合适的称呼。

友谊。尝试和朋友聊聊育儿以外的话题。寻找和你有类似需求的父母进行交流。在足球训练场、网络家长会、儿童生日派对或任何父母聚集的地方，你可能遇到年轻的父母。你可以这样开始聊："我在带我的孙子，需要给他找个优秀的牙医或空手道老师、其他专家）。"大多数人都喜欢提建议。另外，哪怕他们可能和你的子女年龄相仿，或更年轻，你说话时也要注意避免居高临下。这样，你们才能以父母的身份平等交流。

沟通。你的孙辈可能会问你难缠的问题，而且还可能在尴尬的时间点提问，比如高峰时间，你正在高速路上开车，如果你需要集中注意力，可以告诉他们回家后再讨论，然后一定要说到做到。例如，他们可能会问，为什么是你而不是他们的父母抚养他们。你不想和孩子谈滥用成瘾物品或其他问题。于是，你完全可以说他们的父母还没准备好扮演父母的角色，所以你（和你的伴侣，如果适用的话）因为爱他们所以承担了这项重要的工作。这样的回应适用于所有情况。此外，很多孩子会以为自己做错了所以父母不抚养他们，所以你得提醒他们，父母的问题绝不是他们的错。

"不再联系"

有种可能是，一旦患有边缘型人格障碍的孩子长大成人，父母与子女就"不再联系"。"不再联系"意味着：不互相走动，不互打电话，不互发消息等。患有边缘型人格障碍的成年子女滥用物质、虐待幼童或行为混乱，让父母的生活一团糟。父母别无选择，不愿再主动联系。

有时，患病的成年子女觉得自己并没做错什么，所以不愿主动联系。虽然这个原因让父母很困惑，但子女们却觉得在理。这对父母来说可能是非常痛苦的，尤其是惦记自己孙辈的父母。有时，他们闹掰的原因非常琐碎。比如，他们在杂货店买东西时起了争执。但即使是这样的争论也会引发严重的问题。双方一起做出了不再联系的决定。以下例子中父母决定不再联系患病的成年子女。

米里亚姆：我只能断绝与儿子往来。我永远不会再联系他了，但他知道我的号码。我认为，他的药物调节起作用之前，这是最好的方式了。我爱他，但我害怕他。我觉得我们最好保持距离。他和他患躁郁症的前女友住在一起。他们的破坏性大得我无法招架。

加布里埃拉：我的女儿没有和我联系。我的治疗师建议我等待。她说女儿准备好了会联系我。这话让我很伤心。后来，我问她为什么不联系时，她说："你知道原因！"我完全蒙了。我希望她能改主意。

吉娜：我们和成年女儿没有联系。一开始很困难，我哭了好几个小时。我非常想念我的孙子们，我给他们寄了生日贺卡。我不知道他们是否收到。每天，我都想念女儿并为她祈祷。但我不得不做出选择。我得专注于自己，继续我的生活。

仇：到了这一步，我不会再联系我的女儿了。这二十多年来，我们的生活极端混乱。她留给我的最后一句话是："你是这世界上最糟糕的母亲，你最好心脏病复发一命呜呼。"我家的门一直敞开。但这么多年过去了，我再也没联系过她或寄礼物给她了。

斯蒂芬妮：我儿子现在 23 岁了，我不会主动联系他。他吸烟。如果他不戒掉的话，我无法再接纳他。他偶尔清醒。可我害怕他带给我的伤害和羞辱。我曾为此而难过，但我已经尽了一切努力，虽然一切都是徒劳。我希望他可以寻求康复或治疗，但他若不戒掉的话，我不会再和联系他了。他要是无家可归，也是他自己的选择。

帕里斯：我和女儿每次都不欢而散，于是，我决定不再联系她了。她仍然住在我家，两个月后我要搬回来，她需要在这段时间内找到新住所，所以我们还得见面，这让人难受。每次我想和她打个招呼，要么被无视，要么被她用来抬杠。这让我很伤心，也让我做出了决定。我爱她，但她似乎并不在乎我。我想陪着她，可她只有需要的时候才会想到我。所以我很伤心，很生气。现在终于不用再努力了，我松了一口气。

且爱且放手

当你与患有边缘型人格障碍的成年子女打交道时，你需要的另一项技巧是且爱且放手。类似于"爱着分离"。"爱着分离"这个概念是由嗜酒家庭互助会（Al-Anon）提出的，该协会为受到酗酒者影响的群体提供支持。当你学会且爱且放手时，你会发现你的参与、担忧和焦虑除了让你更难受，不会带来任何改变。你承认你决定不了孩子患病或康复的情况，也根本无法控制孩子的行为和状况，所以你不再心存痴念。然后你可以过一个更快乐、更可控的生活。总之，你让孩子为自己的人生负责，而你过自己的生活。

当你且爱且放手时，你对自己做出承诺：

- 不再因孩子选择的生活方式而受苦。
- 不再允许自己被孩子利用或虐待。
- 不再为孩子做他们可以自己完成的事情。
- 不再引发危机。
- 如果危机发生了，不再有意阻止。

　　且爱且放手并不意味着你不再爱他们。不要忘记"珍爱"的部分。你可以在他们真的无能为力的时候帮他们一把，也可以让他们独自承受。你们仍然可以保持联系。放手更多的是一种精神状态。就像你听到心烦意乱的新闻后，依旧可以继续过好这一天，而不再为之揪心。你在乎，但你不再被支配。你生活在你的状态中而不是他们的状态中。你相信孩子会从自己的错误中成长。如果他们不能，这也不是你的错。你尽力了。你可以给他们建议，但若不被接受，也不要太往心里去或沮丧。你已经全然接受了他们的生活是他们自己的，他们有权按自己的方式生活。同样，你也可以过自己想要的生活。

　　你不必在凌晨 2 点接听电话，忍受电话里的责骂。他们的危机不一定是你的危机。你的生活中有自己的空间，同样，你的脑海中也有自己的空间。你的生活不再围着他们的人生起起落落。你已经从过山车上下来。你终于意识到你做不到。你不再有"鲶鱼"的希望。现在，你可以把以前花在他们身上的时间用来交友、陶冶情操、旅行。你可以随心所欲地安排你的时间。是的，你有时还会难过，你的心还会疼。一旦你拥有自己的人生，你就不愿再回到过去，不愿迷失在别人的人生里。受访的父母大都赞同这个观点。

玛丽：大约六个月前，我意识到我不喜欢现在的样子：生气和疲惫。我和我的哥哥因为我儿子的行为发生了争执，但我无法改变我儿子的行为。我唯一能控制的只有我自己。我不得不把那些反复的争吵从我的脑海中过滤掉，才能休息片刻。我享受闲暇时光。现在，我可以和亲友聊聊趣事，那些不会让我担心的事。当我的哥哥问起我儿子时，我就换个话题。我唯一能控制的就是自己的反应和接受心理咨询。只要我控制好自己的反应，或者接受心理咨询，我会感觉不错。

路易丝：当初听到治疗师建议我们退后一步，先照顾好自己时，我们大为震惊。诚然，我成天想的都是如何帮助我的女儿，如何让她尝试不同的治疗方案，如何鼓励她改变。但是，当我的各种努力被女儿冷冷地拒绝时，我终于明白我什么都改变不了。我确实心存侥幸，希望自己能找到帮助她的方法。但是，我现在终于明白了，她不愿意改变。我的精力就这样一点点地被消耗在这毫无意义的付出中，我所做的一切都是徒劳。我反复提醒自己"我已经尽力了"。

放手谈不上残忍，但也谈不上仁慈。它只是把你与他人的疾病带来的负面影响分开而已。放手可以让你真切地看待自己，并做出明智的决策。

现在和将来

这不是我**引起**的，也不是我能**控制**的，更不是我能**治愈**的。我不应该再打扰我的孩子，不应该再挡在他们的生活中，我应该继续自己的生活。

本章的主要内容

父母在养育患有边缘型人格障碍的成年子女时，会面临许多特有的挑战，例如与成年子女同住、抚养孙辈等。牢记以下本章要点，巧妙处理和成年子女间的关系：

- 一旦患儿成年，从法律上讲，你就不再为他们的行为负责。他们需要为自己的行为负责。

- 培养孩子的独立性和责任感永远都来得及。你需要认可、安慰和鼓励他们。你必须制定行为规范，并循序渐进地进行。你要告诉孩子，你相信他们的坚持不懈会得到回报。你可以分享一个你迎难而上获得成功的故事。你应告诉他们向前迈出两步后退一步是正常的。

- 降低预期并接受低于预期的现实。接受你的孩子，与他们一起设定切实的新目标。明确前进路上的障碍并帮助他们自己解决。虽然这很艰难，但请你一定让孩子亲身经历痛苦，你可以陪伴但不要介入。你可以支持并鼓励他们，给他们无条件的爱，但不要为他们代劳。他们可以从独立完成的任务中获得自豪感和成就感，而不再依赖他人获得安全感和爱。奖励他们独立完成任务。比如，由于他们在工作中取得了里程碑似的进展，参加庆功宴；或者他们连续6个月没换工作。

- 不要将你的孩子与其他孩子进行比较，也不要将你的生活与其他父母的生活进行比较。你看不见的地方或许另有隐情，就像没人知道你所经历的痛苦一样。

第十三章

养育有自残或自杀
倾向的孩子

当边缘型人格障碍患者实在受不了痛苦的折磨时，他们会想逃避。于是，他们可能不经思考或不做任何准备就会自杀。他们不一定事前计划，却常常事后后悔。他们这么说："我与自杀的关系没那么紧密，我并不经常想到自杀。我只有在经历长时间痛苦，并遇到压死骆驼的最后一根稻草时，才会想到自杀。自杀就像我装在口袋里的一粒氰化物胶囊。万一敌人（痛苦）来得太猛，我就会选择服用这颗胶囊结束这种折磨。我只有在被痛苦打败的情况下才会启用这个备案。"

——基拉·范·格尔德，《佛与边缘型人格障碍》

从孩子出生那一刻起，你就发誓要保护他们的安全。你确保他们生病看医生，骑车戴头盔，用牙线清洁牙齿。你警告他们远离陌生人。因此，当你发现他们才是自己幸福的最大威胁时，你接受不了这个事实。

孩子有自残或自杀倾向，会让父母害怕、痛苦和担心。这种威胁逼迫父母改变其养育方式。于是，父母为了保证孩子的安全，不管是否符合其最佳利益，都倾向于满足孩子的任何要求。父母小心翼翼，生怕刺激孩子。

自残和自杀确实可怕，但你不必独自应对。事实上，你也不该如此。如果孩子拒绝看心理医生或去医院，你可自行前往寻求建议。虽然你不是心理医生或精神科医生，但你可以采取措施改善你和孩子的情况。

> **朱莉**：我阅读了大量边缘型人格障碍和辩证行为疗法的书籍。它们缓解了孩子的自杀威胁带给我的恐惧。我花更多时间和我的女儿待在一起做她喜欢的事，比如看电视节目、做拼图和购物。每天早上6点，当我听到女儿声音时，我心存感激地想着，我又能和她多待一天了。

> **苏西**：我通过自学缓解了自杀带来的恐惧。我请女儿的临床个案负责人教我如何制订和落实家庭安全计划。我充分利用各种服务为女儿提供支持。

本章将讨论自残、自杀及减轻其影响的方法。

自残

自残是个人在情绪影响下实施的伤害身体的蓄意行为。例如，严重的皮肤抓伤、割伤或灼伤；用头撞墙；对自己拳打脚踢；等等。其他的自残形式还包括过度文身、饮用有害物质、进食障碍、物质滥用和过度运动。

需要注意的是，边缘型人格障碍患儿自残或自杀并不是为了结束自己的生命，而是为了减轻自己的痛苦，让自己感觉好点。患儿通过自残刺激其大脑释放出缓解痛苦且增加愉悦感的激素——内啡肽。然而，患儿自残时可能会出现危急情况，需要紧急送医。人们大都认为，患儿自残是为了"求关注"。事实上，这只占到自残原因的十分之一，并非主要原因。实际上，许多孩子偷偷摸摸地自残。他们通常选择不易暴露的身体部位，比如腹部、大腿内侧和脚趾之间进行自残。自残过程中产生的激素让自残者心情变好，所以他们容易上瘾。

应对自残

对于应对自残行为，父母所面临的最大挑战就是如何在不强化其行为的情况下做出回应。消极反应会增加孩子的羞耻感，进而提高自残的发生率。

边缘型人格障碍患者认为自残让他们：

- 充满活力，不再感到空虚。
- 用身体上的疼痛忘记情绪上的痛苦。
- 感觉麻木（没有疼痛）。
- 表达对他人的愤怒。
- 惩罚自己或表达自我厌恶。
- 缓解压力或焦虑。
- 感觉"真实"。
- 向他人传达他们痛苦的情绪。

如果你的孩子自残，他们需要立即去看心理专家，以下是四大原因：

1. 即使他们主观上不想寻死，但他们自杀的可能性更高。

2. 他们可能给自己的身体带来意外伤害。

3. 他们需要学习更好的方法来处理痛苦的情绪。

4. 孩子以后会因自残留下的疤痕而后悔。

我们采访过的父母以各种方式处理自残行为。下面是个例子。

利用自然后果而不是强化其行为。

雪莉：我们一直用"自然后果"观点养育子女，所以我们用类似的方式处理自残。孩子若自残需承担的自然后果就是不再享有隐私空间。我会 24 小时盯着儿子，睡在他房间的地板上，跟着他去任何房间，直到他不再自残。如果他不让我跟着，或者提更过分的要求，那么他就将被送去住院。我花了大量的时间，请了多次病假，终于确保了他的安全。尽管我的陪伴消除了他被遗弃的恐惧，但我的时间也被完全占用了！此外，我以实事求是的态度处理自残；既不夸大，也不带情绪。我帮他清理伤口并全程陪伴。这样一来，我不认为孩子自残是为了求关注，也没有强化这种行为。

使用视觉辅助工具。

卡梅尼：我打印了"消极思维过程"的视觉教具。当我的女儿发怒时，我不能和她说话更不能讲道理，但是我可以给她看这些图片。我感觉还挺有用。市面上有多种类似的辅助工具销售。

不让它演变为权力斗争。

珍妮丝：我的女儿想停下来，但很难做到。长时间以来，她成功地隐藏了自残的证据。当我发现时，我跟她讲感染的后果，给她买了绷带、抗菌药膏和过氧化氢。我教她如何清洁和处理她的伤口。我在她面前保持冷静，不大肆渲染，所以我没把它演变成权力斗争。她不在家时，我搜查了她的房间和浴室，寻找任何可以自残的工具。若发现违禁品，我会只字不提，直接没收。我和她的治疗师一起帮她找到了更好的应对技巧，帮她最终戒掉了自残的习惯。

安装手机应用程序。

尼亚：我正处青春期的女儿的手机上装有一个应用程序，她可以用它记录自己没有自残的天数。我认为这让她很有成就感。

认可情绪和坦率对话。

贾兹敏：我的孩子住在医院病房里，这里并没有危险物质。可是她仍然设法自残，比如将衣服撕下做成绷带勒伤自己、撞击头部，甚至点燃地毯和纸烧伤自己。我一般这么说来认可她的感受：

- 你不要担心，我会照顾好自己，不让你的痛苦伤害到我。
- 我知道你现在很痛苦，这让我也很难受。但我会一直支持你改掉这个习惯。
- 我相信你可以得到帮助，并且不那么痛苦。

这些话帮助了我，让我不卷入这场闹剧，让我接受和认可了她的情绪。

准备一个爱心应急包。

安东尼：我给儿子准备了一个应急包供他自残时使用。我告诉他只有在紧急情况下才能打开。我将我的爱意和鼓励写在了信里，并将信放进了应急包。我还列出了一份清单，包括替代自残的办法，比如在手腕上勒紧橡皮筋或将手放在一桶冰水中。我还放了点零食，一张 5 美元的电子游戏下载券。这个应急包他只用过一次，之后就再也没自残过。他的治疗师也给了一张冷静方法清单。我的儿子用 Spotify 列出了自己喜欢的快乐歌单。我在应急包里留下纸条提醒他听这些歌。

使用行为规范、应对策略和自然后果。

朗达：她的所有药物和利器都被我们上了锁。如果她自残，她就需承担自然后果——毫无隐私可言。我们每次都带她去急诊室做评估，她显然不喜欢这样。最糟糕的两个月，她在那里度过每个周末，有时她甚至一周去两次。我们终于想出了应对策略。我们用红色记号笔在她的皮肤上标记。我们让她闻薰衣草的气味，也让她玩数串珠手链和看杂志。我们还试过无数的其他办法。她可以坚持几个月不再自残。偶尔会复发。我不带责备地认可她所经历的痛苦，然后肯定她几个月来没有自残的事实。她清理好伤口，告诉我自残的原因，然后我们继续前进。

如你所见，父母们已经找到了各种有趣的方法来应对孩子自残。我们还想提醒你，当孩子感到不安全找你倾诉时，你一定要肯定他们的做法。如果孩子担心会自残，你一定要认真对待。你需要和他们待在一起，做点你们都喜欢的事情，或者研究下治疗师教授的治疗技能。请为孩子预留好时间。当孩子向你袒露他们的恐惧并寻求帮助时，你一定要感谢孩子的信任。

丹尼尔·S.洛贝尔医生的诊室一角

精神心理科的专科医生可以进行自残评估，并指导父母应对孩子的自残行为。

虽然你无法消除孩子自残的念头，但你可以建议他们做点别的，让他们没工夫想自残。你可以按照孩子的喜好，选择你们一起参加的活动。当然，如果你认为孩子有自杀倾向，请务必尽快就医。以下是一些建议：

- 列出停止自残行为的利弊清单。换句话说，他们如果不再自残，他们能够获得哪些好处？

- 用有趣的活动分散他们的注意力。他们在做有趣的事情时，不会想到自残。之后，他们在回想之前的痛苦时，或许会有新的看法。

- 加入志愿服务。他们可以去动物保护协会做志愿者，教给年幼的孩子某项本领。他们可能因某个原因变得活力四射。这都可以让他们暂时忘记自己的担忧和痛苦。

- 给心灵放个假。他们可以将问题搁置半小时或一小时。任何可以避免冲动的方法都不妨一试。

- 亲近自然。大自然具有巨大的治愈能力。一年四季，即使是冬天，都能令人愉悦。

- 调动五感：味觉、听觉、视觉、嗅觉、触觉。他们能烤些美味的食物，抚摸宠物柔软的皮毛，或者聆听喜欢的音乐。

- 参与宗教活动，比如祈祷。

- 学习一项新技能，也许你可以教他们。

- 重游家乡。像游客一样，在你们的社区游玩。

- 锻炼。他们可以设定健身目标（在合理的范围内），并记录情况。（你可以获取在线资源，为孩子的计划加入放松肌肉的环节。）

- 将他们的感受写成故事、编成曲或作成诗。写作具有治愈功效。事实证明，写日记可以减少痛苦。

- 在线研究"辩证行为疗法痛苦容忍技能"，其中包含大量有用的信息。（当然，如果可以亲自参加辩证行为疗法课程就更好了。）

你的孩子不一定要等到有点抑郁时才做这些活动，他们可以随时开始做。另外，如果他们愿意的话，你也可以随时加入他们。但是，如果他们认为自残行为引起了你的特别关注的话，他们就会重复其自残行为。

自杀

在美国，自杀是个大问题。据美国疾病控制和预防中心（CDC）统计，自杀是 10 ~ 34 岁人群的第二大杀手。研究报告称，精神卫生系统报告的边缘型人格障碍患者的自杀率（他们可能由于自杀未遂或自残入院）为 8% ~ 10%，比普通人高出大约 50 倍。根据精神病学家乔尔·帕里斯（Joel Paris）的统计，高达 10% 的边缘型人格障碍患者会死于自杀。然而，这些研究仅针对已经接受治疗的边缘型人格障碍患者。我们认为，当边缘型人格障碍患者认为自己不再需要帮助时，他们的自杀率就会降低。

在第一章和第二章中，我们讨论了患者所承受的巨大痛苦，这可能是他们自杀的原因。然而，自杀还有其他原因：

- 结束痛苦。
- 对未来感到绝望。
- 羞耻感和无用感。
- 认为家人没有他们会过得更好。
- 为了让别人明白自己的痛苦。
- 应对真实的或想象的损失、拒绝或遗弃。

如前所述，边缘型人格障碍增大了孩子考虑或尝试自杀的概率，就像共病（详见第三章）和危急情况也会增大自杀概率一样：

- 重度抑郁症：如果你的孩子正在认真考虑自杀，他们可能患有重度抑郁症却未经诊断、治疗或被严重低估。你需要让孩子接受抑郁症治疗。

- 物质滥用：酒精或其他药物的滥用通常会降低一个人理性思考的能力和行动能力。患者一旦受到物质滥用影响，他们先天不足的理性思考的能力和行动能力必定化为乌有。

- 冲动容易导致失控：边缘型人格障碍患者很容易冲动并失控。当孩子经历重大挫折，例如与男/女朋友分手，你需密切关注他们，警惕他们自杀。

- 至亲至爱离世：父母或至亲至爱离世对每个人来说都是痛苦的，但对边缘型人格障碍患者而言却是极其痛苦的。最终的离去意味着抛弃，会让他们更抑郁，甚至想自杀。用认可的方法和孩子聊聊他们的情绪，了解他们超乎常人的悲痛。

- 学业或工作上的失败：如果你的孩子认为成功就是一切，那么他们就会把学校或工作中遭遇的失败看成天大的事。与他们分享你在学校或工作中遇到的麻烦。

- 害怕面对警察执法：患有边缘型人格障碍的青少年可能由于入店行窃、故意破坏、吸烟或其他原因经常被警察盯上。他们担心自己会面临终身监禁，或者自己会给家庭带来奇耻大辱。下一章我们谈论孩子的犯罪行为和家长。

- 曾有自杀企图或家族有自杀史。

- 新闻曝光的自杀事件或同伴的自杀事件。

- 人际关系问题。

- 医疗问题。
- 欺凌。
- 焦虑。
- 思维僵化。
- 家中有枪。

自杀行为

以下的三种行为思维模式可能导致自杀。然而，请记住，有些人会从考虑自杀迅速转变为制订并执行自杀计划，而有些人根本不会经历"思考"阶段。你不可能知道孩子脑子里在想什么，但你要明白一旦他们考虑自杀，那就意味着他们迫切需要帮助。

1. **关于自杀的构思或"自杀念头"**：比如，你的孩子可能这样想："如果我死了，我就不必受苦了。"他们认为死亡可以让他们感觉更好。（你需要和孩子建立良好的关系，或者与了解孩子情况的人保持联系，这样你就可以做到心中有数。）

2. **自杀计划**：你的孩子可能会在自杀前放弃珍贵的财产，写信给重要的人，并确保他们在自己死后打开。然后，他们会考虑如何结束自己的生命。但是，有些人没有这些步骤。他们只要遇到压死骆驼的最后一根稻草，就会冲动行事。（如果你的孩子异常冲动，你需要密切留意"最后一根稻草"是什么。请记住，在你眼里的小事或可以解决的事，在孩子眼里可能就是世界末日。另外，你可以和孩子谈谈自杀，跟孩子的兄弟姐妹、老师、孩子朋友的父母或任何可能认识你的孩子或愿意交谈的人了解情况。你需要考虑这么做是否越过道德底线。他们的隐私对他们来说确实很重要，但他们的生命更重要。）

3. **已经发生的自杀未遂**：你的孩子吃了过量的药物。这个事实不要紧，要紧的是孩子寻死的心。孩子一心寻死才会去服药自杀。如果孩子尝试以各种方式自杀，你必须寻求帮助。要么带孩子去急诊室，要么拨打救援电话。

你的孩子可能不会告诉你他们的自杀想法或计划。因此，你需要留意以下的重要迹象：

- 说想死，感到绝望（或者感到人生没有目标），或者觉得他们自己是个负担。
- 对未来没有计划。
- 物质滥用情况加重。
- 表现得鲁莽或焦虑。
- 睡眠过少或过多。
- 远离人群并独来独往。
- 不注意卫生。
- 情绪波动更为频繁和焦虑加重。
- 写遗嘱或馈赠财产。

如果你发现以上任何一个迹象，你该怎么做？你可以直接问孩子是否打算自杀。这样询问说明你在乎孩子，而且给了他敞开心扉的机会，可能降低其实施自杀的风险。

一旦你去跟孩子了解情况，请一定倾听孩子的意见，不要立即提供解决方案，更不要忽视他们的情绪或经历。你需要认可他们的感受，而不是从自己的角度思考问题。你或许有同样的经历，但你没患边缘型人格障碍，所以你不会有同样的感受。请记住，孩子以非黑即白的方式进行思考，他们的感受要强烈得多：当坏事发生时，这就是世界末日，这就是悲剧，一切不会有转机。如果你想用理性分析告诉他们事实并非如此，你只会让他们觉得自己无法被理解，更难受。你需要做的就是稳住他们，等待他们的情绪过去或情况发生改变。他们会做到的。

你可以用这种方式和孩子对话：

妈妈： 你这身短裤和衬衫已经穿了四天，你也没洗过澡吧。这可不像你，发生什么事了？

孩子： 没什么，妈妈。请别打扰我。走开！

妈妈： 我爱你，我很担心你。无论你做什么，我都想帮你。（支持。）

孩子： 你帮不了我。没有人能帮我。一切都没有希望了。

妈妈： 看上去你很绝望，也很沮丧。能告诉我你的感受吗？无论什么问题，说出来就会好一点。无论你是否愿意，我都在你身边。（支持和同情。）

孩子： 你不可能明白！

妈妈： 也许我做不到。不过说出来有可能你就没那么绝望和沮丧了。

孩子： （挖苦）好吧。嘉莉跟我分手了。

妈妈： 哦，我的孩子，和心爱的人分手肯定很伤心。（认可。）

孩子： 嗯，是的。

妈妈： 发生了这样的事情，真让人难过。你肯定很伤心！（支持，认可。）

孩子：（安静地）我再也找不到像嘉莉这么好的女孩儿了。如果她甩了我，没人会愿意和我约会，我再也不会快乐了。

妈妈：你觉得你再也无法快乐了，这让我很担心，你还会做其他伤害自己的事吗？能告诉我你有什么计划吗？（真相。）

孩子：（重重地叹气）我不知道。

妈妈：如果到了那个地步，你得告诉我好吗？我需要确保你的安全。如果你现在不想说，那么我们出去做点别的事？动一动或许能感觉好点？我知道这不能解决问题，但我希望你能试一试。让我来帮助你。（支持。）

孩子：（敞开心扉）我在学校看到她怎么办？

妈妈：那我们一起想想。（支持。她帮助孩子解决问题，详见第九章。）

如果你发现孩子在治疗期间有自杀倾向，请立即致电其治疗师。如果孩子是未成年人，请询问治疗师孩子是否需要住院。有时你不用征得治疗师的同意，也可以带孩子去医院。你是最清楚孩子的人，所以你要相信自己的直觉。你在孩子的出院日期上也应有发言权。如果你认为孩子还没准备好出院，你应为孩子争取一下。你需要了解如果你拒绝出院回家，会有什么后果。你也可以考虑换一家医院。

如果你的孩子已成年，在不对自身和他人构成威胁的情况下，只有他们自己可以决定是否需要或想去医院。美国各州法律规定不能违背个人意志收治入院病人。但是，你可以主动提出开车送孩子去医院，去看医生、治疗师或精神科医生。你也可以拨打紧急电话寻求帮助。如果孩子已经处于危险之中（例如，已经服药），叫救护车。

住院

精神病院（或设有精神病院的正规医院）在我们的社会中存在被污名化的情况。人们认为那里的病人都会被绑在床上遭受电击。实际上，医院会将不同的病人分成不同的小组，根据他们来院的原因，教授管理情绪和应对生活的方法。医院的根本目的是让你的孩子活着。医院针对分组后的病人的不同类型疾病制订住院与治疗计划。临床医生将与你的孩子一起制订出院计划，落实出院护理事宜，包括预约治疗师，从而避免你的孩子再次住院。

当你的孩子进入医院时，在没有熟识医生的情况下，一般会被指派给一名精神科医生。他将成为孩子病情的决策者，决定着孩子使用的药物和活动范围（比如是否可以离开其所在楼层去自助餐厅）。这位医生会定期和孩子见面，监测他们的治疗进展。如果目前的药物不起作用，或者病人有自杀想法，那么医生可能会换药。如果是门诊就医，医生也应告知病人或家属用药变化。

丹尼尔·S.洛贝尔医生的诊室一角

在不了解病人服药现状的情况下，医院的工作人员不得擅自更换精神科药物。唯一的例外情况是，当病人过于激动，威胁到自身安全或他人安全时，院方可以紧急使用镇静剂。

如果你的孩子对自身或他人构成威胁，但不愿意去医院，你需要考虑强制其住院治疗。精神病人强制住院治疗制度只能在非常特定的条件下使用，并且美国各州法律规定病人应在尽可能自由的环境中接受治疗。美国各州法律不尽相同，但它们都包括两个基本标准：

1. 此人必须患有或怀疑患有精神疾病。

2. 此人必须威胁到自身安全或他人安全。（威胁的定义因各州法律而异。）

如果你的孩子被强制住院接受治疗，请尽快致电他们的治疗师。他可能要去医院探望孩子。如果你的孩子没有治疗师，并且你认为孩子被强制住院接受治疗存在问题，请致电律师。

丹尼尔·S. 洛贝尔医生的诊室一角

在孩子被强制住院接受治疗期间，父母可以聘请精神健康法方面的律师维护其权益。这将对孩子非常有帮助。律师将保护孩子的公民权利，同时处理与被强制住院治疗制度相关的法律指控。

本章的主要内容

自残和自杀的风险对于患有边缘型人格障碍的孩子来说是非常真实的，但正如本章所言，我们可以使用多种方法阻止或处理这两种情况：

- 像其他事情一样，自残应该有其自然后果。
- 第一要务是保证孩子的生命安全。
- 如果你的孩子有自残或自杀倾向，请寻求支持。你需要与他人交谈，包括治疗师。事实上，我们建议你去找自己的治疗师聊一聊。

- 留意你的孩子的自杀念头或自杀计划的迹象。尽量让孩子采用辩证行为疗法，让孩子相信治疗会有帮助。如果你不能找到采用辩证行为疗法的治疗师，那就找一个擅长处理自杀的治疗师，特别是处理边缘人群自杀的治疗师。

- 了解孩子的感受。孩子不会因为你们提过"自杀"这个词就想自杀。但请不要评判孩子的行为或想法。否则，你只会逼他们对你撒谎。你只需要表达爱和关心就够了。

- 关于自杀，了解你能做的和不能做的具体内容。你可以和你的孩子交谈，可以无条件地爱他们，也可以帮助他们找到治疗方法。你可以告诉他们，如果他们死了，你将受到摧毁性的打击。当他们有自杀倾向时，你要陪着他们（一段时间），移走尖锐的物体，叫救护车，去医院探望。但只有你的孩子才能对他们的生活负责，所以你不能代他们去活，你不能在余生中全天候看着他们。你上洗手间时总要离开，而且你最终也会离去。试想一下，哪怕你真的可以控制孩子生活的方方面面，真的可以代理他们的一切，你觉得这么做合乎道德吗？

- 如果孩子有自杀倾向但不愿接受治疗，那他们可能会被强制住院。如果你的孩子被强制住院了，请尽量聘请精神健康法方面的律师为孩子提供帮助。

第十四章

养育有极端行为的孩子

> 拉文：起初，我们的女儿只是在言语上虐待我们夫妻俩。例如，她不会尊重我们，经常对我们大喊大叫和出言不逊。但她毕业后，出现了暴力倾向。她要么用蛮力困住我的手和手臂，要么强行挡住我的去路，要么将我压倒在地。她甚至还会在我开车时猛抓方向盘袭击我。

大多数患儿的偷窃、滥用物质或暴怒行为不会威胁到父母的生命安全，逼其离家。但部分患儿的行为确实让父母感到恐惧和不安。当孩子表现得脆弱和沮丧时，他们很容易得到父母的同情。但当他们扔花瓶、吸烟和被捕时，他们就较难得到父母的同情了。可是，孩子同样是因为感到痛苦和受到伤害，才会做出这些行为。他们没有将这种痛苦用内化的形式表现出来，比如自杀和自残，而是用外化的形式表现出来，比如辱骂他人、毁坏物品、滥用物质、违反法律。如果你的孩子表现出某种极端行为，请你振作起来，开始阅读本章中的应对方法。

肢体暴力

边缘型人格障碍患儿一般会出现两种暴力行为：对他人实施暴

力（打、捶）行为和针对象征性的物品实施暴力（扔东西、毁坏财产、用拳头砸墙）行为。它们都极为可怕且不能被人所接受。如果孩子威胁要对你或家人动武，他们不是在吓唬你，就像他们说想自杀也不是说着玩一样。当你面对肢体暴力时，同面对语言暴力时一样，你首先要不惜一切代价确保你和家人的安全。你肯定不希望孩子面对这样的事实吧：他们伤害了你或其他家庭成员。同时，你也不应该任由孩子虐待你。换个角度，你会任由别人这样摆布吗？所以，现在不是你担心孩子反应的时候，而是你采取行动保护家人和自身安全的时候。

如果孩子威胁要使用暴力：

- 不要与孩子争论或对抗。你需要确保自身安全，或者孩子需要被带到无法伤害你的地方。
- 认可他们的情绪，用柔和的声音说点能平息事态的话，并告诉孩子你爱他们。
- 如果一切无效，请报警。

报警始终是最后的一招。但是，如果你尝试了其他办法都无法保证家人安全的话，你只能报警。对于父母而言，这是个很艰难的决定，但有时却是必要的。当你养育边缘型人格障碍患儿时，你需要做必须做的事情，而不是做最容易的事情。显然，前者更难。

> 我 25 岁的女儿特别冲动和好斗。她经常批评我，说我是最差劲的母亲（我的儿子可不这么认为）。暑假的时候，她会去他爸爸那里住段时间。她出口伤人激怒了她的继母。于是，一场打骂大战上演了，并不断升级。最后，我女儿说她要毁了那栋房子，并偷走了我们的文件和护照。

随后，她污蔑她的继母，说自己被她扇了耳光还被推下了楼梯。我的前夫不想让他的妻子夹在中间受罪，另外，他们还有两个年幼的孩子，所以他让她立即离开，并崩溃地说，他会保留追究法律责任及获得限制令的权利。

我们很难想象孩子真的会对自己动手。但当孩子完全失控时，这就会发生。如果孩子威胁动武，你不要以为是虚声恫吓，也不要与其争论或对抗。

现在，你需要做的不是自助，也不是为后果担心。现在你最需要做的是保护自身和家人的安全。你可以采取以下行动：

- 不要让孩子挡住你出门的通道，同时也不要让孩子发现你正绝望地注视着门口。你需要缓慢而平静地走向门口。有时你需要爬出一楼的窗户。
- 不要直视孩子的眼睛。相反，不管是说话还是观察，请你避开孩子的眼神。如果可能的话，你可以站在孩子旁边，让他们觉得你和他们一样仇视这个世界。
- 只警告一次，"如果你不坐下，我就报警"。如果他们不予理睬，立即报警。现在不要考虑你的决定是否正确。只要你现在感觉到的是不安全，报警就是正确的决定。

以下迹象表明你的孩子可能会对你或其他家庭成员实施肢体暴力：

- 捶墙和扔东西。
- 口头上威胁动武。
- 在社交媒体、朋友面前和其他情形下表现出暴力倾向。

- 成为暴力的受害者或目睹暴力事件。
- 曾故意破坏公共财物。
- 曾违纪或无视权威。

如果暴力行为持续在你家出现，你可以联系相关组织或拨打有关虐待的热线。如果你的孩子已成年，并且你需要保护家里的其他孩子或孙辈，请拨打儿童保护服务热线。你需记录暴力行为并保留警方报告的副本。如果你是祖父母，你可能需要将这些文字记录提交给孩子的临床个案负责人或家庭法院的法官，以此证明成年子女对你或家人构成了威胁。以下是暴怒和攻击性行为发生时你可以采取的应对策略，以及正面冲突发生时你应避免的行为。

　　问题出现：孩子口头上威胁你，让你感到害怕。

　　尝试：制定行为规范："这可不行。我不允许你那样对待我。"（根据你的价值观、愿望和需求制定行为规范，并让其承担违反的相应后果，以确保你的自身安全。）

　　不要这样说："你敢威胁我！我是你的家长，你是孩子，你应该听我的。"

　　问题出现：不管轻还是重，你的孩子推了你。

　　尝试：你自己走开并冷静下来，同时让你的孩子也冷静下来，然后尝试制定行为规范。随后说："这可不行。我不允许你那样对待我。"（根据你的价值观、愿望和需求制定行为规范，并让其承担违反的相应后果，以确保你的自身安全。）

　　不要这样做：更用力地把他们推回去，并说一些刻薄的话，生他们的气。

问题出现：你的孩子一生气，砸坏了他的卧室门。

尝试：你可以把他们的卧室门拆下来，这样他们两周内就没有隐私空间了。他们可以在浴室里换衣服。这是一个很好的例子，后果与行为关系紧密。因为孩子偷偷自残，有些家长把门拆掉了。

不要这么说：大喊道："拆了它吧！"

问题出现：你的孩子说脏话骂你。

尝试：制定行为规范："我告诉过你不可以这样咒骂我。你没有权利那样跟我说话。"（明确并落实违反的后果。）

不要这样说："哦，是的！嗯，你是一个……！"

问题出现：孩子想马上知道她是否可以留在朋友家过夜。你怀疑她的朋友正在使用违禁药物，所以你不同意。

尝试：拖延："让我考虑一下。我和妈妈是个团队，所以我们必须商量一下。我也必须查看一下我们家这周末的安排。但如果你问我此刻的答复的话，答案是否定的。"

不要这么说："你现在想知道吗？好的，那么答案是一个大大的'不'！"

物质滥用

边缘型人格障碍患者可能有物质滥用问题（有时同时服用多种药物）。他们这么做是为了掩盖疾病所引起的症状，为了减轻持续的自我厌恶情绪所带来的痛苦，为了缓解被抛弃所带来的恐惧，也为了更好地接受自己。这些药物能让他们暂时平静下来，暂时填满内心的空虚。据我们观察，吸烟和酗酒会加重患者的症状，特别是情绪波动、冲动、人际关系困难、愤怒和抑郁。

酒精和药物更易导致青少年的判断力下降、驾驶能力受损、性行为风险高和性传播疾病感染率高。它们还会让青少年在学校表现欠佳，让其更容易自杀。不管孩子是否患有边缘型人格障碍，酒精和药物对青少年大脑发育都会产生极大的负面影响。正如第十一章里提到的，孩子的大脑会在他们进入成年期时发育成熟。吸烟、饮酒或药物滥用都会损坏大脑的神经，增加认知障碍症的发生率。物质滥用还会改变大脑中与奖励、压力和自控力有关的回路。

我们不能单凭一个因素就判断孩子会对某种物质上瘾，但是，风险因素越多（而保护因素越少），孩子就越容易对某种物质上瘾（见表14-1）。此外，你的孩子越早使用药物，他们上瘾的可能性就越大。

表14-1 风险因素与保护因素

风险因素	保护因素
童年期表现出攻击性行为	相信自控力的作用
缺乏家长监督	家长监督和支持
不知如何拒绝同伴	积极的人际关系
尝试成瘾物品	避免尝试成瘾物品
学校可获得成瘾物品	学校有禁止使用成瘾物品的政策
社区各方面资源匮乏	邻里资源丰富
遗传或生物因素	遗传或生物因素
边缘型人格障碍	无心理疾病

如果边缘型人格障碍患儿同时还有物质滥用问题，那么他们的治疗过程将会更加困难。他们过度服用的药物往往不止一种，甚至还包括处方药。你的孩子可能需要采用双重诊断治疗。需要注意的是，由于孩子滥用的药物会干扰边缘型人格障碍的治疗，所以医生可优先解决物质滥用问题；当然，医生也可同时针对这两个问题进行治疗。你需与心理医生沟通。理想的情况下，孩子应尽快接受治疗。如果孩子的医生具备专业素养，一直积极地开展心理治疗和技能传授的话，孩子的双重诊断治疗肯定会取得最佳效果。

如果孩子有物质滥用问题，他们是没有能力独自应对的。没有你的话，他们很有可能会因过度服用药物而失去生命。这个后果是非常可怕的。但是，如果你继续放纵他们，他们会继续用你的钱买成瘾物品。你给他们提供了免费的住宿和免费的食物，他们又怎会出去工作养活自己呢？

无论如何，你要尽量让滥用物质的孩子接受治疗，但不能指望他们做超出能力的事。虽然这不是本章讨论的范围，但请你不要为他们代劳，也不要惯着滥用物质的孩子。归根结底，不管是边缘型人格障碍还是物质滥用，只有你不再代劳，让孩子为自己的行为负责，并承担其后果，一切才有希望。我们的很多做法都是在"惯养怪物"，让其成瘾。下面是一些代劳和不代劳的例子。

情形一：你的女儿拒绝服用治疗抑郁、焦虑或其他问题的药物。

代劳行为：你偷偷将药物加到她的食物中。当她发现了之后，她不会再信任你或者医生。这动摇了孩子对你的信任，以及对医生的信任。

不再代劳的行为：告诉她不服用药物的后果（例如经历抑

郁、焦虑等)。

情形二：你女儿昨晚喝醉了，所以今天感觉很糟糕。

代劳行为：你给她一些对乙酰氨基酚并安慰她，同时帮她清理床边和地板上的呕吐物。

不再代劳的行为：你为她提供处理宿醉的方法，鼓励她照顾好自己，并且让她自己收拾残局。

情形三：你的儿子把车撞坏了，但他没事。

代劳行为：你给他再买一辆。

不再代劳的行为：你让他习惯没有车的生活。他可以采用乘公共汽车或徒步的方式出行。同时你需要用车，所以你不能将自己的车借给他。

情形四：你的孩子和她的朋友提出断交，然后她很后悔。

代劳行为：你同意向她的朋友解释，她是因为太难过了才那么做的，事实上，她并不想断交。

不再代劳的行为：你与孩子一起处理问题。她可以决定是否与朋友重归于好，并采取相应行动。这是她要解决的问题，不是你要解决的问题。

由于篇幅原因，我们不能涵盖所有相关问题，但请关注以下建议和注意事项：

- 了解孩子朋友的父母，确定他们对监管和物质滥用的态度。
- 鼓励孩子邀请朋友来家中玩耍，并关注他们。
- 明确规定孩子可以要求接送的情形。只要他们没有滥用特权，就不要过多询问。这样你可以避免孩子酒后驾车或与醉酒的朋友骑行。

- 除了边缘型人格障碍治疗用药外，询问孩子其他的服药原因，比如他们可能因为同辈间的压力过大而服药，也可能因为药物让他们放松下来，更易相处才服用。
- 不要让任何人将酒精或违禁药品带入你家。
- 确认孩子参加的聚会不提供酒精饮料，确认聚会有成人监管。致电对方家长以确保其在场。
- 告诉孩子你对他们的期望，并安排时间谈一谈。
- 以身作则，健康生活（例如，你不要饮酒过量）。
- 请注意，由于酒精和许多药物会降低抑制作用，所以人在愤怒和情绪波动时服用会出现暴力行为。
- 当孩子因为内心的痛苦和其他原因滥用物质时，请你带着同理心和同情心对待他们，认可他们经历的痛苦，然后再强调做出正确选择的重要性。与往常一样，你可以提供应对压力的治疗方案和其他处理方式（详见第五章）。
- 留出时间和孩子一起玩耍。（记得也要为他们的兄弟姐妹安排时间。）

法律问题

边缘型人格障碍引起的症状可能会导致你的孩子触犯法律。以下是边缘型人格障碍患儿可能遇到的问题：

- 逮捕：如你所知，边缘型人格障碍患者可能会行事冲动、情绪不稳定和具有攻击性，所以在强烈的情绪和冲动的共同作用下，他们可能会鲁莽驾驶、入店行窃和打架斗殴，并因此被捕。

- 逃学：高中阶段，患有边缘型人格障碍的青少年往往由于自身的痛苦而逃课，这违反了逃学法。你对孩子上学一事负有法律责任，因此你需要致电学校询问出勤情况。如果他们一直逃学，你必须明确违反规定所需承担的后果，或者其他可能发生的情况，并向律师咨询相应的法律责任。

- 忽视或虐待幼童：你的成年子女可能无法照顾好自己的孩子（详见第十二章）。你可能需要与儿童保护服务机构、涉及寄养、收养和中止亲权的政府部门和私人机构打交道。

如果孩子为了购买成瘾物品偷卖你的财产，他们将面临选择：要么接受治疗，要么接受你的指控。如果他们在治疗中不努力或中途退出，他们将依旧面临指控。如果你放过他们，你得做好财产再次被偷的准备。有些吸烟者一旦没有成瘾物品（感到身体不适甚至死亡），就会想方设法找钱去购买成瘾物品。如果他们的犯罪对象是你的其他孩子，请记住你的其他孩子已经为此备受煎熬，此刻，他们需要你为他们主持公道。

孩子被捕

孩子被捕后，你再想让他们为自己的行为负责就难了。曾经，由于孩子未成年，你对他的命运拥有决定权；可是现在，你的成年孩子被捕时，一切由法律决定。情形变得棘手起来。一方面，你需要确保孩子为自己的行为负责；另一方面，你还需要确保孩子不被刑事司法系统过分对待。（在你看来）孩子受到的惩罚可能过轻，也可能过重。

当未成年孩子第一次或第二次被捕时，你可以多参与。但是如果孩子已成年，并多次被捕，你不妨少掺和。你必须问问自己，孩子是否认为哪怕自己鲁莽行事，父母也会帮助他们搞定。如果答案是肯定的，那么你最好不要参与；如果答案是否定的，说明孩子已经吸取了教训，那么你不妨多参与。你需要自己做出判断。如果你认为保释未成年子女最符合其利益，那就保释他们。但你必须制订计划确保孩子靠自己努力偿还保释金。

如果你的孩子（尤其是成年子女）因犯下重罪或暴行而被捕入狱的话，我们建议不要过早保释他们。监狱对于大多数人来说很可怕，对你的孩子也是如此，特别是他们第一次进去时。一次的监狱经历足以让他们害怕。于是，为了避免重蹈覆辙，他们会做出改变。如果他们被保释出来，可能什么也学不到，下次可能还会被抓，还需要你出手相助。当然，他们自己认为这样的事绝对不会发生。当孩子知道父母会替他们收拾烂摊子时，他们没有理由改变自己。

一旦你的孩子被捕，你能为他们做的事情就变得很有限了。如果孩子被捕，律师通常会提供以下信息和建议[○]：

- 你必须了解所在州的法律。在美国，一些州允许父母在场接受问询，有些则不允许。孩子有权请律师。

- 你的孩子应保持冷静和注意礼貌，不要激怒警察或与之争吵。他们应该避免说任何认罪的话。如果警方认为案件涉

○ 以下是依据美国相关法律的信息和建议。如遇相关问题，请参考中国的相关法律。

及成瘾物品，他们可能会对你的孩子进行医学筛查。他们会录入孩子的照片和指纹。

- 如果你在场，请保持冷静，不要急于做出判断。冷静地了解关于此次逮捕的诸多情况。你可能无法与孩子面对面交谈，有些州允许（法律因州而异）。

- 律师到来之前，你的孩子需要保持沉默。孩子应该说："我想要一个律师。"任何正在进行的询问都应该停止。警察可能会让你觉得他们拥有大量信息。记住，他们不是站在嫌疑人（你的孩子）这边的。

- 如果你在场，不要表现得像个律师。你可以请律师，不要放弃你的权利。如果律师未在场，不要同意警察搜查你的房屋。如果你为未成年孩子聘请律师，请确保该律师专门擅长青少年案件。你应该把所有证人的情况告诉律师，你最好能跟律师解释清楚边缘型人格障碍。

- 你的孩子可能需要参加社区活动，例如咨询或社区服务。如果孩子是未成年人，你可以带着他们完成前几次的内容，并跟他们强调完成计划的重要性。否则，他们必须面对法庭上更多的指控。

- 案件的结果受法官、警方的管辖权、居住州、罪行的严重程度、刑事司法系统中存在的偏见及运气的影响。法院在做出裁定时会考虑以下信息：孩子的年龄、过去的记录、社会历史记录和学校记录；证据；家族的历史和家庭情况。

- 根据你所选择的参与方式，你可以跟未成年的孩子说："情况很严重，我需要你详细解释到底发生什么事。"并且说："我们仍然爱你，但我们被你的行为伤害了。"你的孩子必须知道他们的行为会影响自己的未来。留下的案底会严重影响他们未来的生活。如果他们不想与你交谈，他们可以同心理咨询师或家里的其他人交谈。

你有权为孩子争取心理治疗

父母应该坚持，无论被捕的孩子多大，他们都应接受心理治疗。如果你的孩子尚未被诊断出患有边缘型人格障碍或任何其他精神问题，你需要在开庭前请精神科医生为其开具诊断书。律师需要用它向法官恳求减轻刑罚，或者说服法院将其送往治疗机构，而不是监狱。

例如，在美国的许多州，如果你的孩子患有边缘型人格障碍的同时还有酒精滥用问题，他们的案子可能会被移送到特别的法庭。这些法院可能会下令让孩子接受治疗和随机药物筛查，这可比监狱好太多。如果孩子被捕时，你只能做一件事的话，请让他们接受心理治疗。这不是代劳，而是合格的父母应该做的事。

本章的主要内容

父母养育有极端行为的孩子时会遇到很多挑战，但正如本书中提到的其他挑战一样，你们可以采用行之有效的方法，照顾好自己、患儿和其他家庭成员。以下是本章的主要内容：

- 大喊大叫、辱骂他人和做出违法行为是外化的行为，它们不同于自杀、自残和抑郁这种内化的行为，但它们都源于边缘型人格障碍引起的痛苦和空虚。尽管如此，痛苦和空虚不能成为孩子伤害自己、你和他人的借口。

- 在解决孩子的问题前，你需要先安抚自己的情绪（详见第五章和第八章）。你是不会想带着自己的焦虑和压力去解决这个一团糟的问题的。认可孩子的情绪是个好办法。你可以试着让孩子冷静下来，不要冲动行事。

- 当家人不安全时，你的职责是确保他们安全，即使这意味着报警。向相关部门或机构寻求帮助，例如儿童保护服务机构、家庭暴力中心或律师事务所。

- 不要为孩子代劳，也不要"溺爱他们"。一方面让他们承担责任，另一方面为他们提供支持和帮助。

附录一

写给爸爸的十点建议

我在调查过程中了解到，患儿的妈妈都希望爸爸能更多地参与边缘型人格障碍患儿的养育。你即将看到的这封来信是一位父亲的肺腑之言。他有一个患有边缘型人格障碍的女儿。他从父亲的角度将本书的精髓总结下来，送给天下所有的父亲。

——兰迪·克莱格

亲爱的边缘型人格障碍患儿的爸爸们：

首先，欢迎来到我们的俱乐部。诚然，我们都希望自己的孩子健健康康，那样我们永远不用去管什么边缘型人格障碍。

其次，我介绍一下自己，一个还算幸运的爸爸。我的女儿每天都受到边缘型人格障碍的影响。在其影响下，她在监狱里度过了一个晚上，在精神病院待了一周，亲手毁了两辆汽车，经历了一次次破碎的友谊，最终失去了内心的宁静。在她 17 岁时，我们不得不让她搬出去和她的外祖母住。痛苦的情绪每天折磨着她，有时逼得她想自杀。

但就像我说的，我算是一个幸运的爸爸。哪怕我的女儿问题频出，她终归完成了高中学业，上了大学，有了稳定的男友和一份稳定的工作。现在她可以独立生活了。她正努力像成年人一样生活，她差不多做到了。我认为，其中也少不了我和妻子的付出。我们都努力地学习边缘型人格障碍的相关知识。

如果你跟我一样（你正在读这封信，所以我默认如此），那么作为爸爸，我们最想做的，无非是竭尽所能帮助孩子。这比什么都重要。但是，由于参与其中的爸爸的人数确实不如妈妈多，爸爸的角色还被套上刻板印象，因此当爸爸求助时，会觉得自己势单力薄。爸爸们常常听到这样的话："你们这些爸爸只看得到问题，看不到原因。"更多的时候，爸爸因为闯入了妈妈的地盘，被勒令离开。

这都是胡言乱语。爸爸同样经历了风风雨雨。爸爸的意见和感受同样重要。

因此，我希望下面的建议能助你走出困境。我不是专家，也没能身体力行地实践每个原则（事实上，我跟你们一样会把事情搞砸）。但我认为这些办法很重要，而且能让事情更好办。我真心希望当初我能听到这样的建议。

无论如何，事不宜迟，以下就是我"给爸爸的十大建议"，不分先后。

1. 阅读第七章，学习并掌握沟通技巧

我知道，当你听到"去读书中的某一章"时，你怀疑它是否有效。但平心而论，既然你已经付钱买了这本书，就别浪费了，去读吧。

你、你的妻子、边缘型人格障碍患儿和其他孩子都生活在同一个屋檐下。不管怎样，你们都不得不交流。由于你们和患儿感受世界的方式大不一样，你们间的沟通会相当困难。第七章提供了经过

验证和测试的沟通工具，它们将助你填补你们间的鸿沟。理想的话，这些工具可以帮助你们最大限度地减少争吵，避免错误，改善亲子关系。这简单吗？有难有易吧。但如果你的孩子失聪，你会毫不犹豫地学习手语。那么，你就把它当作为孩子学的手语吧。

这一章还传授了一种改善孩子恶劣态度和行为的方法。你是不是很期待？"形式重于内容"将教会孩子在遵守基本礼仪的前提下表达自己的观点。这就是本书的价值所在。

2. 尊重妻子的决定

首先声明，你的妻子并没有强迫我写这一部分。

你每天都在努力，所以我为你点赞。但是，你们家肯定是你的妻子率先研究边缘型人格障碍及其影响的吧。这本书可能就是她挑选并推荐给你的吧？如果我没说错的话，请不要忽视她的决定。

如果她确定了应对方案，请先试着接受它。诚然，任何健康的婚姻关系都不是靠独裁统治来维持的。所以，你不是不能质疑，而是不要在孩子面前这样做。你们需要始终保持统一战线。我的亲身体会是：用文字和技术方法进行默默的交流。

3. 与你的妻子并肩作战

把本条建议当作上条建议的延续吧。养育孩子本来就是很累人的事情；再加上边缘型人格障碍，就更难预料。最简单的解决方法，兄弟，注意，我说的是"最简单"而不是"简单"，那就是一起做。

在孩子面前，你们应该始终保持统一。在私底下，你们可以重组你们内部的铜墙铁壁。这样做不仅能减少婚姻中的争吵，而且能避免孩子钻空子。

在妥协中并肩前行吧。哪怕你们会有出错的时候，也要永远支持彼此。

4. 坚持到底

我认为，坚持到底是"养育任何孩子的基石"。无论你采取任何行动，一定要坚持下去，不要摇摆不定。

让我们看一个简单的例子。当孩子想要某样东西时，你义正词严地拒绝了她。可在孩子的软磨硬泡下，你终于让步了，然后说："按你说的，随便吧。"

我向你保证，你的让步将带来一大堆麻烦。间歇性的强化会助长孩子更多的忤逆行为，会惯养这个"怪物"，让你抓狂。一次的让步，需要数百次的捍卫才能确保它不再发生。

为了你和孩子的利益，请坚持到底。

附言：我必须推荐本书中的另外两章——第八章和第九章。我的建议虽然言简意赅，但却不够详细，那么，这两章（实际上是一个问题的两个方面）恰恰解决了这个问题。它们深入浅出地介绍了具体的操作方法，帮助父母养育患儿及其兄弟姐妹。另外，这些方法能够真正改善亲子关系。你将不再是简单地帮一帮孩子，而是帮助他们真正地"解决"问题。

你将在这两章里学到：

为什么你不能让步。如果你为了避免冲突，违心地答应了孩子的要求。你的这种行为实则在"惯养怪物"，这个怪物就是边缘型人格障碍。它奖励了消极的行为，并鼓励其重复。它只会让病情恶化。这些章节告诉你应该做的事情。

为什么不能屈服于情感勒索。当我们与孩子相处时，我们在恐惧感、责任感和内疚感的驱使下，总是不忍心拒绝孩子。你们要向孩子的情感操控说"不"。你们要做的是正确的事，而不是短期内最容易的事。

如何设定有效的行为规范。在此过程中，你需要放弃那些不切实际的想法。

如何帮助孩子解决问题。从危机爆发到人际关系破裂，你需要学习全方位的应对技巧帮助孩子解决问题。

如何培养孩子的独立性。这是每个正常家长的最终目标，对吧？了解如何与孩子一起努力实现这个目标。

如果你不想阅读这些章节，请让你的配偶阅读，然后随时跟进。不管怎样，你都需要这些信息。但请注意，如果你认为这些建议对你的婚姻有所帮助的话，你可以去阅读更多的自助类书籍。

请阅读这些章节！

5. 认可，不要无视

注意：如果你不确定"认可"这个概念的全部含义，请不要气馁。你会在阅读第七章后对它有一个清晰的认识。（别忘了，既然你已经买了这本书，一定要让它物有所值。）

边缘型人格障碍患儿的体验都是很独特的。他们从对话、行为甚至大型事件中了解到的情况，通常与父母记得或真实发生的情况有所不同。

但无论孩子那一刻感受到什么，他们都认为自己的感受是真实的。如果你无视，你就会说"没那么糟糕"或"事实不是如此"。这样的回应会让孩子再次明白自己看待世界的方式无法得到认同。它还会让他们的想法固化，让他们在陷入困境时无处求助。

认可孩子的情绪。作为管理孩子情绪的强大工具，"认可"可以立马减少孩子的痛苦。不要白白浪费这个机会。

6. 以身作则

我已经讲了一大半，我老爱在下面这一点上犯错误。

我在一个温馨有爱的家庭中长大，从小就习惯用"请"和"谢谢"。当然，有些家庭里每天都听得到大喊大叫。作为父母，我们应该尽力避免这样的事情发生。老实说，我的父母给了我美好的童年，可是我在自己家里却做得不够好。

孩子的模仿能力绝对超出你的想象。如果你尖叫，他们就会认为尖叫是可以的，所以他们也会尖叫。如果你发脾气，他们就会认为发脾气是可以的，那么（剧透警报）他们就要发脾气了。很显然。

你必须用你期待的方式管理好自己的情绪，这样，正在观察的孩子才能有样学样。

7. 不要完全保密

一般说来，一个家庭会因为他们所保守的秘密而变得糟糕。如果养育子女只是让你感到吃力的话，那么养育边缘型人格障碍患儿会让你心力交瘁。所以，你很难一人独自承受这种压力。

找个可以倾诉的人吧，一个不仅不抱怨还愿意花时间和你待在一起的人。对于我的妻子而言，她的闺蜜符合这个要求。而我不喜欢把秘密和个人生活与朋友分享，于是选择了专业的心理咨询师。

这对我来说是个更好的选择。

无论你作何选择，我都希望你能得到安慰。

8. 让你的婚姻生活充满乐趣

我知道这听起来有点劲爆，但我们不妨找找乐子给家注入点活力。

正如我之前提到的，稳定的婚姻关系将成为养育患儿的基础。只有你们婚姻幸福，才能齐心协力完成养育的任务。如果你觉得这个理由太现实了，那么你就回想一下你们的初心——"我们都深爱着彼此"。

说真的在你们有孩子之前，在孩子患上边缘型人格障碍之前，你们本来就只有彼此。理想情况下，孩子搬出去之后，你们仍然会"只有"彼此。你们才是彼此生命中最重要的人。好好经营你们的婚姻吧！

无论如何，无论家里的情形有多艰难，你们都要腾出时间（没有孩子的情况下）好好相处。

9. 帮忙做家务

我承认你的妻子确实要求我把这部分加进去。

你的妻子承担了抚养患儿的大部分工作。也许她还要去外面工作。她承担了太多的责任，抗住了太大的压力，付出了太多的时间。如果她崩溃了，没有人会赢。因为她是你的妻子，而你是她的丈夫。对你们夫妻而言，这才是最重要的事情。

所以，关心你的妻子：主动帮忙做饭、打扫、送孩子参加足球训练等，什么都行。

这样做不仅很明智，也很公平。

10. 关爱你的其他孩子

这条建议最为重要，因为这关系着其他孩子的健康和成功。

患儿戏剧化的人生已经严重影响了你的其他孩子。所以，他们也需要疗伤，需要心理治疗。此外，患儿无意中会占用父母大量的时间、注意力和精力，这样一来，其他孩子可能得不到应有的关心、时间和爱。

为了孩子们的心理健康和情绪健康，你要有意识地给予他们支持和认可。你需要认可他们的感受，与他们单独相处，并积极参与他们的生活。

他们和你的边缘型人格障碍患儿一样宝贝，他们也都需要你们百分之百的爱。

最后，我想请你回想孩子出生的那一天。你抱着那个新生命，你对他的未来充满希望。可是希望归希望，你得面对现实。你必须学会权衡。就像患有身体疾病的孩子将无法加入洋基队打棒球一样，患有心理精神疾病的孩子也无法完成你的宏伟计划。你的孩子不会成为总统，也不会找到治愈癌症的办法。但当一切看起来让人绝望时，你绝对不能放弃你所珍视的希望和期盼。

边缘型人格障碍不是死刑判决，也不意味着你们注定会失败。你的孩子仍然可以像成年人那样独立的生活，仍然可以收获成功，仍然可以活得开心。为了他们自己，也同时为了父母，他们做得到。他们只是需要更多的时间、努力和亲人的支持。

好在他们有你们，对吧？

祝你们好运，爸爸们。你们能做到！

丹·斯拉普钦斯基

附录二

边缘型人格障碍患儿
面临诊断难的问题

许多临床医生不愿将儿童和青少年诊断为边缘型人格障碍，而有些医生从来就没这么做过。在这个非常简短的附录中，我将解释，在某些情况下，已表现出边缘型人格障碍特征的儿童和青少年应该争取被确诊为边缘型人格障碍或具有边缘型人格障碍倾向。

儿童和青少年不能被诊断为边缘型人格障碍的原因

首先，让我们回顾一下儿童和青少年不能被诊断为边缘型人格障碍的常见原因：

- 儿童和青少年性格尚未发育成熟，因此不能被诊断为精神紊乱。
- 儿童和青少年若被诊断为边缘型人格障碍，可能面临污名化的问题。
- 许多保险公司拒绝承保边缘型人格障碍。

临床医生通常不会诊断儿童和青少年为边缘型人格障碍患者，而是选择诊断为合并症，例如社会上污名化程度较低的焦虑、抑郁和多动症。这些疾病通常可以立即开始治疗，而边缘型人格障碍的症状需要等孩子步入成年才开始着手解决。但等到那时，孩子的边缘型人格障碍的症状会固化为性格的一部分。

不幸的是，如果病人等到边缘型人格障碍的症状已经固化才接受治疗的话，疗效和预后都会受到很大影响。

妨碍医生尽早做出诊断的原因

根据《精神障碍诊断与统计手册》中对边缘型人格障碍下的定义，美国精神病学协会认为大多数边缘型人格障碍患者在未成年时就开始表现出边缘型人格障碍的各种症状。这意味着已经出现症状的未成年孩子不及时接受治疗的话，在步入成年时，他们的边缘型人格障碍就会发展成慢性疾病。

其他消息来源表明，临床医生应尽早做出边缘型人格障碍诊断：

> 以下两个情况是显而易见的。首先，边缘型人格障碍的成年患者几乎都在儿童时期或青春期时就出现了症状和感受到痛苦。其次，一些青春期孩子身上的症状已经与边缘型人格障碍非常一致，可是医生坚持要等到孩子成年才做出诊断并治疗。这是非常不合理的。

> 最新的数据表明，估计有 1800 万美国人可能患有边缘型人格障碍，其症状通常出现在青春期早期和成年时期。

> 业界一直就诊断青少年患有边缘型人格障碍存在争议，但事情正在发生改变。最新的证据表明，医生给青少年和成人患者下诊断是正确的。并且，患有边缘型人格障碍的青少年可以

从早期干预中受益……边缘型人格障碍诊断和治疗应被纳入青少年心理健康常规检查，这样可以改善这些孩子的未来和长期预后。

现有数据表明，青春期是边缘型人格障碍的早期识别和治疗的关键时间节点。

医生不能及时发现儿童时期和青春期的孩子身上的病前特征，并进行相应治疗。这种做法本身有悖于现代医疗保健的宗旨，即专注于疾病预防而非重症出现后才开始治疗。

若儿童和青少年已经满足边缘型人格障碍确诊的全部标准，那他们就应被诊断为患有边缘型人格障碍。在本书中，我们介绍了针对儿童和青少年患者的干预措施。干预措施旨在减缓其演变成严重的边缘型人格障碍。

如果儿童和青少年不能完全满足边缘型人格障碍确诊的全部标准，就应被诊断为具有"边缘型人格障碍倾向"，并且应该用本书中介绍的办法来处理孩子已有的症状。这样做可以帮助孩子避免边缘型人格障碍更严重。

丹尼尔·S.洛贝尔

后　记

当我们开始写这本书时，受访的父母们期待读者能在书中找到希望。我们本以为这难度较大，但现在看来，我们可以在书中找到太多充满希望的故事。在康复的道路上，父母为孩子取得的点滴进步深感欣慰，同时也为自己的些许成就欢欣鼓舞。这种积极的心态是他们成功的关键。在本书和相关书目的帮助下，我们希望你也能成为精通边缘型人格障碍的父母。我们请这些父母做个总结吧。

达琳：我为自己没常常跑去医院看孩子或打电话去医院询问情况而自豪。虽然这很难，但我正在努力。

劳里·安：我要求女儿在出门和她的男友约会前把弄丢的作业交了。即使我知道这意味着她会大发雷霆，我也为我的坚持感到自豪。

珍妮：这一年，我儿子的状况时好时坏。但他从未放弃，终于跟上了学校的进度。今天他接到电话，得知荣获将近30000美元的奖学金。我为他感到骄傲。

布列塔尼：冥想练习让我能平静地站在风暴中心。我为自己参与了冥想练习而自豪。同时，我的女儿终于接受了辩证行为治疗。她学会了在没有痛苦的情况下治愈过去的创伤和减少未来的痛苦的方法。我真为她感到骄傲。

山德里亚：我很自豪我的孙女能处理好自己的爱情生活。她正在和某个前任（我喜欢的）谈恋爱。这是他们自己的生活，所以我尽可能保持中立。你知道吧，作为奶奶，做到这些真的很不容易！

辛迪：去年，我们开始了艰苦的旅程。这非常困难。首先，我们得获得诊断书，然后是制订治疗方案。幸运的是，我们的努力得到了回报。我们为女儿找到了采用辩证行为疗法的住宿制治疗中心。一年后，我们终于可以松口气了。

夏洛特：我不再把我女儿的言语攻击当回事。这不是针对我的！我觉得这对我而言很不容易，我为自己自豪。

泰德：我很自豪我稳住了阵脚，坚持了下来……大多数时候！孩子在这个过程中总是前进两步就要后退一步。但我正在学习与它共存。

艾弗里：我很高兴我的小儿子终于上心了。他正在上物理课（并且正在做作业），刚找了份工作（我还以为他不喜欢呢），并且给自己定了一个目标，那就是拿到飞行员执照。我不知道将来会怎样，但我已经连续三周见证了显著的进步。我欣然接受这一切！

致　谢

首先，我非常感谢我的妻子黛安娜（Diane）及我的儿子扎卡里（Zachary）和约翰（John），感谢他们对这项工作的支持，感谢他们带给我的一切。

接下来，我要感谢我的导师们：米克洛斯·洛松齐（Miklos Losonczy）博士，艾伦·格雷（Alan Gray）博士，阿诺德·威尔逊（Arnold Wilson）博士。没有你们的谆谆教诲，我就不会掌握扎实的职业技能，不会具备敏锐的洞察力，更不会有如今的事业。

感谢所有的读者和病人，感谢你们为我们诠释了折磨、治愈和成长的意义。

最后，我要感谢兰迪·克莱格和新先驱出版公司的编辑人员，让我有机会参与到这个项目中来。

丹尼尔·S. 洛贝尔

我要感谢我的丈夫约翰·阿达梅克（John Adamec）的倾情支持，感谢我的女儿简·阿达梅克（Jane Adamec）和我的孙子泰勒·阿达梅克（Tyler Adamec）给予我的耐心和理解。有了你们，我才能够和优秀的合著者们一起合作，顺利完成本书的撰写。此外，非常感谢新先驱出版公司的编辑们提出的宝贵的修改意见。

克里斯汀·阿达梅茨

在线支持小组"向前迈进"的所有成员们,我把最热情的拥抱送给你们,把最真挚的感谢送给你们。感谢你们用温暖、关怀和同情心,为边缘型人格障碍患者或自恋型人格障碍患者的家庭成员提供相关培训和支持。你们是超级棒的团队,给予我极大的帮助。特别感谢塔娜(Thana)、凯伦(Karen)和金·哈弗利(Kim Haverly)帮我们促成了每周两次的视频会议。感谢你们的积极推进和后续跟进。虽然我无法量化这些会议带给大家的帮助,但我认为你们才是幕后的功臣。

感谢唐娜·图恩。作为边缘型人格障碍患儿父母支持小组的脸书管理员,唐娜·图恩允许我们自由地接触她的所有成员,并同意了我们的采访请求。我会永远铭记唐娜的善良,正是她的善良让我们有机会帮助她的成员。本书中大部分的故事都来自她的小组。感谢群组中所有为此付出努力的成员。

感谢弗兰·L. 波特。她是《船舶稳定器失灵后的航行》的作者。这是一本关于她患有边缘型人格障碍的女儿的回忆录。我非常感谢她为本书撰写了推荐序,以及对本书内容给予的反馈。弗兰,我真希望你女儿出生那时,我们对边缘型人格障碍的了解能有现在这么多。"如果我们能早点知道就好了。"这几乎道出了每位患儿父母的心声。

特别感谢梅根·奥尼尔(Meghan O'Neil)为我们撰写了第六章的"兄弟姐妹"部分。她的洞察力让该部分的精彩程度远超预期。身为独生子女的我自愧不如。兄弟姐妹是容易被忽视的群体,也是受边缘型人格障碍影响很大的群体之一。我希望全世界的边缘型人格障碍患者的兄弟姐妹都能从这部分获得帮助。到那时,这份功劳理应属于梅根。

感谢丹·斯拉普钦斯基（Dan Slapczynski）。尽管他不是职业作家，却才华横溢。他根据自己的经验为我们撰写了附录一。受访的家长中，大约九成都是妈妈。妈妈们都希望患儿的爸爸能更多地参与其中，所以我邀请了丹。另外，作为妈妈，如果你的伴侣不愿参与育儿，让他们看看附录一吧。当然，如果你是一位挺身而出的父亲，我们为你的付出点赞！

最后，我还要感谢新先驱出版公司的合作团队，尤其感谢凯瑟琳·迈耶斯（Catharine Meyers）对我的信任。感谢你们给了我其他作家梦寐以求的创作自由。我信任新先驱出版公司的每位成员。你们总能从本书的初衷出发，从构思到推广，量身打造每一个环节（总是拼尽全力）。

最重要的是，我要感谢我的合著者丹尼尔·S.洛贝尔和克里斯汀·阿达梅茨。有了你们，本书才能得以完成。我独自一人永远不能，或者不会做到。克里斯汀全身心投入，主动学习了关于边缘型人格障碍的所有知识，甚至还订购了临床教科书。此外，总与病人待在一起的丹尼尔对我的问题也是有问必答。感谢你们。

兰迪·克莱格